致　辞

谨以此书献给我的同事和朋友克里斯蒂娜·维克，是她坚持不懈的鼓励和帮助使我完成这本著作。

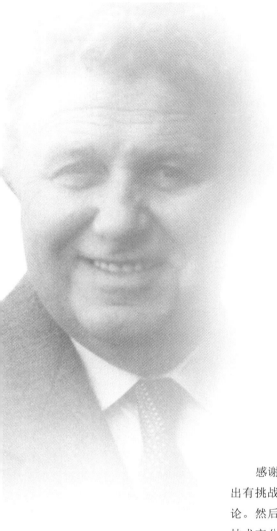

—— 感 谢 ——

感谢催眠动机学院（ＨＭＩ）的员工和学员，他们提出有挑战性的、深刻的问题，帮助我扩展和完善了这些理论。然后，当他们感觉满意的时候，不仅把我提供的知识技术充分地应用在学校、医院、诊所，还应用于他们的个人生活中。

我由衷地感谢他们巨大的帮助和支持。

PROFESSIONAL HYPNOTISM MANUAL

HMI

专业催眠师教程

完全颠覆认知的革命性科学催眠体系

[美] 约翰·卡帕斯◎著

孔德方　王　霞　等◎译

北京科学技术出版社

PROFESSIONAL HYPNOTISM MANUAL

Published by Panorama Publishing Company

Translation Copyright ⓒ2017 by Beijing Science and Technology Publishing Co.,Ltd.

著作权合同登记号　图字：01-2017-2653

图书在版编目（CIP）数据

HMI专业催眠师教程（升级版）/（美）约翰·卡帕斯著；孔德方，王霞等译. — 北京：北京科学技术出版社，2017.6 （2023.9重印）

ISBN 978-7-5304-8956-7

Ⅰ. ① H… Ⅱ. ①约… ②孔… ③王… Ⅲ. ①催眠治疗—教材 Ⅳ. ① R749.057

中国版本图书馆 CIP 数据核字（2017）第 058560 号

策划编辑：王跃平
责任编辑：苑博洋
责任校对：贾　荣
责任印制：吕　越
版式设计：创世禧图文
出 版 人：曾庆宇
出版发行：北京科学技术出版社
社　　址：北京西直门南大街 16 号
邮政编码：100035
电　　话：0086-10-66135495（总编室）
　　　　　0086-10-66113227（发行部）
网　　址：www.bkydw.cn
印　　刷：三河市华骏印务包装有限公司
开　　本：720mm×1000mm　1/16
字　　数：260 千字
印　　张：19
版　　次：2017 年 6 月第 1 版
印　　次：2023 年 9 月第 6 次印刷
ISBN　978-7-5304-8956-7
定　　价：88.00 元

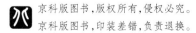

序

想学催眠　看完本书再决定

当催眠进入了科学的新时代，您是怀揣谦卑向外探寻更先进、更前沿的内容来学习精进，还是继续沉浸在古老的催眠理论和技术中洋洋自得？

当这个问题在此刻扑面而来的时候，或许您会有一丝惊愕或不爽，但我接下来的一连串问题，可能会带给您更多的沉思……

在很多人的概念中，认为做催眠就是渐进放松，可是对着一批人都做了渐进放松，却有一多半的人说自己没有被催眠，这是为什么？

很多古老体系中都讲到，催眠的核心要素是放松，那么，到底是放松引发了催眠，还是催眠导致了放松？

很多人概念中，做催眠，必须要有安静的场所、昏暗的灯光、温婉的背景音乐，甚至还需要能躺着的床（有些课程在招生的时候通知学员带毛毯，方便自己躺下的时候能盖上），催眠师的声音要放低沉，语速要慢，语调要轻柔……可是，当众多环境催眠现象发生时，刚才所说的条件一个都不具备，但依然把人都带进了催眠状态，这又是为什么？

为什么同样一套催眠技术，有些来访者反应很强烈，而另一些人却没有任何感觉？

如果您了解很多古老体系里讲的"敏感度"的概念，并相信它，那么请问，为什么同样一个来访者，这次您催得很深，但另外一个时间，您却不能将之带到同样深的状态？

虽然我们可以对外宣称"每个人有不同的敏感度，有10%的人特别容易被催眠，有10%的人不可能被催眠"，可是当我们真的去实践的时候，却发现说自己不能被催眠的人远远多于10%，甚至超过了50%，这又是为什么？

而对于那些被您标注为"敏感度太低，不能被催眠"的人群，我们到底该怎样帮助他们？难道必须要放弃最有力的催眠技术吗？

问到这里，或许您已经开始有些焦虑了，可是，我的问题还有很多：

催眠到底是如何产生的？

批判区到底是什么？

信息超载到底是怎么一回事？

躯体型和情绪型又是什么？

直白暗示和推理暗示分别在什么情况下应用？

为什么说催眠和焦虑的产生机制是一样的？

怎么来重新理解催眠深度？

为什么催眠时来访者不能平躺？

为什么催眠不需要像您想象的那样——必须要昏暗的灯光，安静的场所，轻柔、低沉、缓慢的语调？

……

我知道，如果您现在还没有很气愤地摔书而去的话，那么一定正在期待，赶紧从此书中找到这些问题的答案。

　　确实，这本书就是给您答案的，您在做催眠治疗过程中遇到的大多数挑战，都能从此书中获得新的指引。

　　正如您现在即将受到的震撼和冲击一样，我们团队在翻译此书的过程中，也是不间断地接受着一连串的震撼和冲击……

颠覆性
是该扔掉古老催眠资料的时候了

　　如果您之前对催眠一无所知，这本书是您了解催眠的第一本书，那么我要恭喜您，因为您可以在没有任何前摄干扰的情况下，以最小的阻力学习到 HMI 先进科学的知识。当然，对您来讲，本来对催眠的知识储备为零，"颠覆"无从说起。

　　然而，对于已经学过催眠，上过催眠课程，甚至已经开始从事催眠相关工作的同修和同行来讲，"完全颠覆认知"这几个字并不是我对本书的吹嘘，而是所有听过我用半个小时讲完心智理论（在书中第一章）的人在听完之后的感慨和评价。

　　无论您现在是欣然接受还是难以接受，在您看完此书的时候，您的脑海中一定会出现"颠覆性"这三个字，因为本书中的很多观点确实会或多或少地颠覆您之前对催眠的认知。

　　我第一次看到此书之前，我和很多催眠爱好者一样，也很热爱收集各种催眠资料。您可以想象一下，我这样一个看《双雄》电影都要按暂停键，将黎明催眠的片段一字不差地抄下来的人，会对催眠资料是多么的求知若渴和充满敬畏？在 2010 年我和胡晓宇刚建立"小催之家"QQ 群的时候，我们还总时常炫耀我们已经收集的 1500G 催眠资料。然而现在，我们早已明白，那些基本上都是古老催眠体系的重复，就像目前的很多催眠书籍也存在大量重复内容一样。

对于开篇我提出来的一些问题，或许您会有自己的一套答案，比如您会拿出"广义催眠"和"狭义催眠"来回答我，没关系，只需要赶紧看完本书，您可能就会自然明白一位 HMI 导师说的一句话："如果你还存在狭义催眠和广义催眠的分别心，就说明你还没有真的学会催眠。"

当您意识到这一点，您就能感受到颠覆所在，您会发现古老催眠资料中所传播的内容，对您来说并不是帮助，而是形成了干扰和障碍，比如：

原来催眠不是由放松引起的，而是同产生焦虑的机制一样；

原来大家一直在用的催眠深度的测量手段只是针对躯体型的；

原来古老催眠体系中认为敏感度低的人，反而可能是催眠疗愈效果最好的人群；

原来做暗示感受性的测试只是为了厘清与来访者的沟通方式，而不是评判他／她能否被催眠；

原来每一个人都可以被催眠，催眠不成功只是因为催眠师的技能不够……

如果您像我一样之前学了很多古老的内容，那么您会发现自己花了那么多年逐渐建立起来的对催眠的认知，会一个又一个地被冲击和颠覆。

矛盾、冲突、纠结、不舍……各种滋味涌上心头。越不舍得放弃过去的古老认知，就越痛苦；越是对书中的崭新信息有所抵抗，就越纠结。

满心欢喜地看完此书吧，不要对抗它，要享受它，然后开始一个不一样的专业催眠的旅程。

革命性
引领整个催眠行业的理论升级

约翰·卡帕斯的 HMI 科学催眠体系是革命性的，他从全新的视角来看催眠，重新构架我们对催眠的认知，带动整个行业理论升级。

我能清晰地预见到，这本书将成为一个科学催眠发展史上的分水岭，将会改变目前催眠行业的格局——

从此之后，我们不再提"催眠是由放松引起的"这样的概念，不再将渐进放松法当作主要的引导方法，因为，催眠状态是由于大量信息单位的超载，造成了批判区的紊乱，触发了战斗/逃跑机制，而创造出来的一种高暗示感受性的状态。

从此之后，我们不再有理由以环境不够安静、灯光太亮、没有床等为借口来推脱催眠的机会，因为催眠不是让人睡觉，不需要躺着，不必非常安静、关闭灯光，更不需要您语调低沉缓慢，甚至为了前期的超载效果，还需要把语速加快，声音放大。

从此之后，我们不再提"敏感度"概念，因为敏感度低的人并不意味着他们不能被催眠，他们有可能是对催眠治疗效果体现最好的一部分人群，甚至他们已经处在高暗示感受性状态，需要做解除催眠。

从此之后，我们不再追求所谓的"催眠深度"了，因为"催眠深度"这个概念本身存在谬误，有些从躯体上看似未进入太深的人，事实上却进入了非常好的"深度"，因为我们对"催眠深度"有了新的定义：对暗示的反应强度。催眠加深其实就是增强暗示感受性。

从此之后，躯体型/情绪型的暗示感受性和性特征的崭新概念将会更广泛地走进催眠界及心理学界的视野，而手臂抬起引导技术作为一种效果奇佳的治疗手段也会成为催眠同行们一起探讨的热点话题。

从此之后，之前已学习过古老催眠体系，甚至认为自己已经学到了全部催眠知识的催眠师同行不得不再次踏上学习的旅程，投入到 HMI 的学习中。

无论如何，本书对于催眠行业现状来说，都将是一个不凡的礼物，会带给催眠行业不小的震动，让我们拭目以待。

科学催眠
让大众接受催眠必须坚持的执业态度

如果您去问一个人为什么不愿意被催眠？他的回答通常离不开他对催眠的神秘及玄幻的错误认知。因为对催眠状态中未知和失控感的恐惧是一个人不愿意被催眠师带进催眠状态的最主要的原因。所以，我们主张"科学催眠"。

我不时在畅想，如果所有催眠从业者都用科学的态度和视角来研究催眠、应用催眠、传播催眠，那么催眠行业的发展会是怎样的另一番景象？如果大众对催眠的理解是"催眠是一种科学"，那么他们接受起来是不是更加容易而少些畏惧？

在一次国内催眠师的大会上，每位上台作报告的演讲嘉宾在分享结束时都会被主持人问到同一个问题——什么是催眠？而每位演讲嘉宾的回答都是千差万别，这当然可以被理解为不同门派"横看成岭侧成峰"的智慧碰撞，但就在此刻我想到的是，对于新学者来说，这会不会成为"不识庐山真面目"的误导呢？

在我与多位学院派的教授和专家请教交流的时候，大多都谈到了将催眠科学化、规范化的重要性。大家都已意识到，去掉门派的标签和门派特别的字眼和演绎，大家使用统一的专业词汇，更加有利于催眠作为一门学术取得更大范围的社会认可。甚至有一位前辈曾说，应该把目前所有的催眠资料做一汇总，提取里面一致的内容，将这些大家都公认的内容固化下来，形成全国统一的、大家公认的催眠体系。当时我觉得这个建议很好，同时我意识到在目前流通的资料中，能达到一致的内容，可能还只是古老的内容。所以我就跟他提议，让他等我将HMI的书稿翻译完。因为我很清楚，这本书将会为中国的催眠研究打开另一扇门。

HMI科学催眠体系现在所呈现的成果是卓著的，但是，这并不是科学催眠发展的尽头。我们希望与所有愿意认同"科学催眠"的志士仁人一起抱团向前探索科学催眠的更多可能。

科学催眠，不是一个门派，而是一种精神、一种信仰、一面旗帜。

如果催眠同行们都秉承科学的态度，共同让中国的催眠行业回归到科学的方向，让催眠服务成为大家愿意购买的紧俏产品，那么，我们的行业才会有更好的明天。

一切就从阅读本书开始。

本书是美国第一家国家公认催眠大学HMI畅销了49年的教材，所以您看一遍是不够的，需要一遍又一遍地重复。本书是我们团队投入心力最大的一本书，我们全力以赴只为了保证您能原汁原味地汲取到约翰·卡帕斯的宝贵智慧，所以，我们期待您将给予我们的回馈。

现在，马上开始您的学习旅程吧！

孔德方

前 言

大家好，非常高兴能在美国催眠动机学院（HMI）成立49周年之际，在中国出版发行约翰·卡帕斯博士的《HMI专业催眠师教程》。

本书不仅仅是一本关于催眠的书，事实上，它是研究在"潜意识行为"保护伞下人类行为的综合系统。

本书中，约翰·卡帕斯博士提出了"信息单位"的催眠理论、"情绪型和躯体型暗示感受性以及性特征"的革命性模式，完全重新定义了我们所了解的催眠和催眠的工作机制。

"情绪型（E）和躯体型（P）"模式提供给催眠治疗师一个路线图，去根据客户的沟通风格和人格类型来量身定制出适合对方的催眠暗示。

所以，这本书中所包含的新的概念和无数的宝石般的实践智慧，使本书荣获了"现代催眠经典书籍"的荣誉。

约翰·卡帕斯博士出生在芝加哥的一个希腊移民家族。这样的家族有种家风，要求家庭的首领（特别是长子）担任领导者的角色，领导兄弟姐妹和其他家族成员，帮助新移民去找到工作、住宅和婚姻伴侣，一旦这些关系出现波折，还要继续帮助他们处理后续的问题。作为家族长子的约翰·卡帕斯继承了这种方式，在人们向他寻求建议时，他会提供一些关于他们行为问题的洞察和解决之道。

约翰·卡帕斯博士在孩童时就对催眠产生了浓厚的兴趣，并使用催眠帮助人们改变行为。后来，从事舞台催眠师的经历使他洞悉了如何使一个催眠对象体验到最大的催眠深度并相信催眠会对他们产生帮助。

1968年，约翰·卡帕斯博士创办了HMI。此时的约翰·卡帕斯博士已经整合了当时各个流派的催眠理论和技术，以及来自舞台催眠、心理学家和医生等各方面的信息，形成自成体系的催眠模式的基础，他这样做是因为，他想要强调的是治疗性设置而不是娱乐性设置，但他仍然沿用了一些舞台催眠方面的元素以使治疗更有效果。在这个设置中，等候室和一些纸质文书就成了和舞台催眠中烟雾和反光镜一样可以产生期望效应的工具。

1973年，约翰·卡帕斯博士在AFL/CIO国际联合会的帮助下，为《职业名称联邦词典》撰写了"催眠师"和"催眠治疗师"的定义。这些职业名称进入《联邦词典》，标志着催眠的专业实践和催眠治疗师的职业赢得了美国官方的认可。他也因此在美国被公认为"催眠疗法职业化之父"。

1987年，约翰·卡帕斯博士在美国催眠治疗行业的影响力进一步扩大，他一手创办的催眠动机学院（HMI）由美国教育部批准认可，成为美国第一家教授催眠疗法的大学。

2006年开始，得到官方认可的HMI开始向大众免费提供在线视频课程——《催眠疗法基础》，课程的内容就是基于约翰·卡帕斯博士的这本教学书籍和经典视频。这套视频课程和这本《HMI专业催眠师教程》一直深受欢迎，经久不衰，充分地证明了约翰·卡帕斯博士的智慧在今天仍然像1975年第一次出版时一样实用有效。

在约翰·卡帕斯博士 32 年的职业生涯中，他一直坚定不移地专注于他的私人治疗和 HMI 课堂教学理论的不断完善。

目前，HMI 催眠治疗诊所拥有五十余名持证的催眠治疗师，在过去的 49 年间，向社会提供了 250000 小时以上的私人催眠治疗服务。正是这样来自于一线实践的经验，提供给 HMI 催眠治疗认证培训和实习计划强壮的根基，而 HMI 提供的最周全最全面的催眠治疗培训及临床实习计划依然在把约翰·卡帕斯的《HMI 专业催眠师教程》当作官方认可的培训课程的基础。

学院派的学者们都给予了严谨而慎重的评价：约翰·卡帕斯的治疗方法具有非常大的实用意义，并且帮助到更多的人成为专业催眠人才。

所以，如果您想成为一名专业催眠师，如果您对我们的训练和这个迷人的领域感兴趣，希望学习如何利用催眠的力量去帮助他人，那么欢迎您走近我们，而本书将是您成为专业催眠师并走上催眠生涯的起点。

乔治·卡帕斯（George J. Kappas）
美国催眠动机学院（HMI）现任校长

目 录

第一章
当代的催眠方法

简 介

我无意用古老的催眠历史来厌烦读者，我相信催眠的真实故事此时此地就在发生着。

迄今为止，已经有一个又一个作者重复地记录着那些古老的催眠历史，其中的大部分是虚构、不确定、迷信、消极的，这与对催眠感兴趣的现代人真正想要或需要知道的毫无关系。

正如我们今天所知道的，催眠开始于 20 世纪 50 年代，让更多大众接受应是在 20 世纪 80 年代。

催眠被当作一种成功的治疗方法载入历史，是源于一个革新性的理念——暗示感受性（suggestibility）。

暗示感受性是指所有人都拥有的行为模式，它又被称为催眠暗示感受性——催眠是一种接受的状态，暗示感受性是一个人学习的方式。

催眠暗示感受性被定义为"接受性学习"，将会被越来越多的人认可，并将作为一个主要工具应用在所有的治疗技术和教育机构中。

催眠的历史将会向你展示，"接受性学习"在目前如何被应用，以及它将如何被持续应用在我们生活的诸多方面，几乎包括所有领域，如教学、团队积极思考、宗教、玄学、调解和广告。历史也会记录下对催眠贡献良多的协会、联盟、专业人士和非专业人士，他们用催眠教育了数百万人，给他们带来了帮助和领悟。

说起催眠的早期历史就必须提及两个人，因为他们掀起了潮流，而另外一些人，包括弗洛伊德（Freud）在内，只是他们的跟随者。

麦斯麦尔（Franz Anton Mesmer）—— 给予催眠原始名字的人，他在 1765 年创造了"麦斯麦尔术"第一个理论。他相信他拥有吸引人们进入他的控制的磁力，在 18 世纪 80 年代，他获得了很多追随者。一些人接受了"磁力"这种概念，而另外一些人则相信，"麦斯麦尔术"特有的控制状态是由其他因素导致的，最重要的是麦斯麦尔自己的人格魅力。

布雷德（Dr. James Braid）不相信磁力的理论，他是 19 世纪 40 年代的医生，他认为"麦斯麦尔术"是类似于神经系统睡眠的易受暗示的状态。今天，"麦斯麦尔术"的"催眠（hypnotism）"这个新名字即是由布雷德取的。"催眠"来源于希腊语的词汇"睡眠"。通过观察被催眠的受试者，布雷德发现，许多生理变化发生了。当然，最明显的变化是快速眼动，这是浅度催眠状态的特征，然后呼吸节奏的改变和随后的被动性，受试者进入更深的类似睡眠的状态。他注意到，在这种状态下，受试者很容易受语言暗示的影响，甚至可以控制他的许多无意识功能。布雷德测试他的受试者们，分别在清醒状态和催眠状态给他们建议／暗示，得出的结论是，受试者在催眠状态下表现出更多的易接受性。

从那时起，我们已经认识到有许多不同的暗示感受性状态的存在，每个受试者的反应都不一样。我们进一步确定，通过了解每个受试者的暗示感受性的不同，可以创造出这些不同的状态。

催眠是什么

为了弄明白什么创造了催眠状态，我们必须首先了解原始人的进化发展和生存手段。

随着动物的进化，生存本能促使他们不断地发展提升他们战斗和逃跑的能力。有些动物发展了强大力量和攻击性（战斗），而其他一些动物发展了敏捷性、速度，并且增强了嗅觉、视觉、听觉的灵敏度（逃跑）。没有发展出更好的战斗和逃跑能力的动物，只能被动消极地生存，最终灭绝了。

在人类进化阶段的早期，生存下来完全靠本能。他们没有抑制过程，如愧疚、羞耻、尴尬、道德感、宗教信仰、忠诚和责任感。他们可以不假思索地随时随地大小便，在感觉受到威胁时尖叫或表现出攻击性，在有性冲动时可以在任何地方同任何人发生性关系，他们或是逃跑或是战斗，依据敌人的体型大小或声音高低来决定。当他一旦不能逃跑或战斗时，就会退入一种被动的、麻木的状态，装死直到威胁结束。

因为人类的身材矮小，他们的动物敌人有天然的武器，所以不得不发展出使用工具的能力，比如棍棒和石头。他们用兽皮做衣服，当作天然的伪装。为了避免隐藏时被发现，他们不得不养成控制大小便的习惯，只在他们居住地的某些安全区域排泄，并且开始群居。由此，他们开始发展出了最初的抑制机制：遮蔽下体，控制大小便，群居在一起以获得保护。

这些抑制机制逐步进化形成了更强的意识，更强的意识使他们对自己和他人更有责任感。然后，潜意识反应开始去掌控无意识的一切功能，包括抑制机制。这种抑制机制进一步发展成为一种自动补偿系统，称之为副交感神经系统。每当通过交感神经系统准备发生战斗或逃跑时，副交感神经系统就会调节交感神经，使其恢复正常。随着人类的逐步进化，"战斗"在社会中变得很难被接受，副交感神经系统开始抑制战斗反应，使"逃跑"变成更容易接受的逃避机制。

在这个时候，人类开始形成焦虑，因为他们已经发展出一种意识，不能逃回原始心智。因此，每当面对一些信息单位，是意识不了解的或者认为是具有威胁的，他们都会试图去退回原始的行为反应，而不是使用新形成的心智的意识区。这种逃避机制一直保留到现在，随着意识区的扩大，"逃跑"却变得越来越困难。这是因为，通过纯粹习惯性应对不断增加的社会压力，人类已经发展出强大的对抗"逃跑"的抵抗力。

催眠和焦虑可以被同样的方式引发。我们的经验是，许多处在高度焦虑状态的人会逃离焦虑，通过进入一种恍惚（trance）状态，更多地回归到心智的原始区。

人类大脑接受信息有四个来源：

第一，外部环境，发送信息单位给大脑处理，比如天气、新闻、音乐、电视节目、工作、人际交往等，以及周围日常影响到我们的任何事物。

第二，我们的身体，正常的拉伸、移动、消化活动、紧张感、疼痛、不适，都会不断地发送信息单位给我们的大脑。

第三，意识心智，它掌控我们的逻辑、理性、客观、决策及所有影响我们意识的因素。

第四，可能是最有影响力的来源，即潜意识心智，它接收并保存所有的信息单位，没有同意或拒绝，无论来自宗教、社会、遗传背景和进入我们的日常意识的所有小冲突。

通过进化发展，人类获得了处理信息单位的能力，而不触发原始的战斗／逃跑机制。他们已经能够做到这些，增加对战斗／逃跑反应的耐受性，而发展出的耐受性可以帮助处理现代社会赋予他们的痛苦／快乐综合征。这种现代的综合征涉及已知（快乐）和未知（痛苦）两种情况。

已知，是指一个信息单位不代表任何的威胁，因为之前已经学过或经历过，我们可以与它产生联系，理解它，感觉很舒适。

未知，正好相反，因为它是在以前没有被学过的，它使我们体验到我们不习惯的心理和生理的反应。这些反应威胁到大脑和身体，由此产生的恐惧带来了痛苦。

对一些人是已知的，对另外一些人则可能是未知的，所以，对一部分人是痛苦的事物，对另外一部分人可能是快乐的，反之亦然。甚至身体上的不舒服或者消极的情绪，如抑郁，被某些人归类为快乐的，仅仅是因为他们之前曾经经历过，大脑会接受他们作为已知，这就是为什么大脑会接受消极负面的内容的原因。

为了应对来自四个方面越来越多的信息单位（基于痛苦／快乐原则），现代人通过增加反应 vs 行动（reaction vs action）来增强对战斗反应的耐受性，通过增加压抑 vs 抑郁（repression vs depression）来增强对逃跑反应的耐受性。如果人类没有进化到这种程度，当信息单位多到无法处理时，他只有一条出路——否认现实、逃避现实。然而，他无法做到这一点，因为否认现实将会使他不被接受，会剥夺他的快乐，会带给他痛苦。这些痛苦来自于缺乏社会的接纳。被社会接纳的渴望会促使个体去应对现实、适应现实。

随着社会出现越来越多的挑战，自主系统不能很好地处理，一些反应不再是无意识的，而是进入了意识控制。随着人类的意识不断扩大，他的自主系统越来越不依赖于自身，而是越来越依赖意识反馈信息做出反应。因此，社会变得越复杂，威胁越多，意识的控制就越多，潜意识反应就会越少。随着更多的已知经验在意识中不断地积累，压力的耐受性也在不断增加。

伴随反应 vs 行动的战斗综合征不断发展，人类发展出神经紧张和焦虑。一些反应会发生在身体上，个体会尝试着发泄出去，通过散步、跑步、工作，或者通过一些身体活动。逃跑综合征的发展，包含压抑（把所有一切转向内在，希望通过随后的做梦或情绪反应发泄出来）或者抑郁（逃避进幻想或深长的睡眠）。然而，这些现代反应的发展并不能排除触发战斗或逃跑原始模式的可能性。当信息单位太多，超出现代心理机制的处理能力，或者当我们体验到一种失控的感觉时，我们可能会回到原始的反应。

例如，在某种情况下，四个来源中一个或多个发送了太多信息单位，我们会感觉受到威胁，感觉到我们的外部环境不安全。如果我们发现无法应对此时的压力，超过正常数量的信息单位就开始进入大脑，然后身体开始发紧，并发生故障。当我们跟不上外部的信息单位时，我们的身体开始痉挛颤抖，肾上腺素开始分泌。随着身体产生更多的压力，更多的信息进入大脑，并且反射进入意识心智，意识心智就会努力发展更多逻辑和推理能力去处理信息。当意识心智不能再处理更多输入大脑的信息，潜意识会立刻准备让我们做出战斗或逃跑反应。心脏泵血更快，血压升高，血液从器官组织流向肌肉，瞳孔放大。但是当我们意识到不能战斗时，身体会增加焦虑的感觉，并产生对未知的恐惧害怕，导致内部压力的增加。为了保护我们，副交感神经的自我调节功能补偿矫正，把战斗或逃跑的身体反应转变为缓慢、消极的状态，我们对战斗失去斗志，保持静止像睡着一样，处于低迷、冷漠的状态，直到危险过去。这让我们想起原始人和动物遇到威胁时躺着一动不动装死，直到捕食者离开。

换句话说，当我们发现不能对抗环境，不能对抗工作，不能处理进入我们大脑中的信息，我们就会回到逃跑防御机制，立刻进入冷漠的、低迷的、高暗示感受性的（hypersuggestible）状态。如果由于抑制过程完全变得紊乱，我们过多地接受输入的负面信息，情况失去控制，就会产生徒劳感和忧郁情绪。因此，我们的所有感官都会过度反应，失去耐受性。

催眠产生于同样的机制，只是在一个积极可控制的条件下。

例如，一个从没有被催眠过的来访者进入催眠办公室这个不熟悉的环境。预期不断增加，催眠的环境正在向他的大脑发送大量信息单位。他开始产生一些对未知的恐惧，也可能是紧张的体验，失去控制的感觉，或者是对暴露的恐惧。他被引导坐在舒适的椅子上，被指示闭上他的眼睛，消除视觉（他的一种保护装置）。催眠师开始把信息单位输入他的大脑，告诉他他的手臂、大腿、整个身体有一种感觉到更沉重和更放松的倾向。更多信息单位"轰炸"他的身体。他可能发现他的身体开始发生与前一瞬间感觉不同的放松改变，更多的信息单位开始进入他的身体。如果做一个手臂僵直或手臂抬起的引导，更多信息单位会通过他的身体输入他的大脑。意识心智会立刻试图去对抗这种情况，但它做不到，因为催眠师通常说话的速度比来访者意识心智正常吸收信息的速度要快。此外，催眠师使用的方法还有误导、利用个案的预期，情绪情感，自我感觉，有些对个案来说还是新的词语。

来访者立刻退回到他的潜意识心智，触发战斗防御机制。他可能发现自己情绪在发泄，或者身体在紧绷，这时他意识到，在这个特别的状态中，大脑某个部分已经被抑制，大量进入的信息单位使他试图寻求逃跑的逃避机制，突然在这个时候，对来访者轻轻弹下手指，触其额头，或者催眠师只是提高声调，逃跑就会发生，来代替战斗的冲动，来访者立刻进入催眠状态。信息单位涌入大脑，产生焦虑，最终导致逃跑的过程，就是催眠。此时，身体和大脑内感觉环境安全，大脑则失去了拒绝暗示的批判能力。

在催眠中触发战斗和逃跑反应的时候，我们看到了有明显的生理变化发生。首先是呼吸的变化，因为大脑需要更多的氧气去帮助处理新的恐惧。其次是口腔干燥，这在恐惧反应发生时也是常见的现象。最后，也是最明显的，是快速眼动，因为大脑尝试通过模拟梦境释放去进行战斗。一旦个案进入催眠状态，身体变得平静，眼睛有向上翻的倾向，呼吸缓慢下来，面部肌肉放松，如同焦虑达到顶峰，抑郁逃避机制就来接管了。这种昏昏欲睡的、柔软无力的状态是由放松暗示引起的，同样也是由放松性化学物质的释放引起的。

总之，焦虑和催眠是相同的，但有一个特征除外：催眠是一个在可控环境下的愉快的状态，而焦虑是一种不可控环境下的担心恐惧的状态。当感官过度活动时，造成极端的高接受性，被催眠的来访者可以被积极引导。而焦虑的人则被自己的消极情绪所引导。

心智理论

在一个人可以进入高暗示感受性状态之前，心智的四个区域必然被影响：

1. 意识心智（conscious mind）——仅仅保持和记忆大约一个半小时之内的事件和感觉。

2. 心智的批判区（critical area of mind）——包含一部分意识，一部分潜意识。仅仅容纳过去 24 小时的记忆。任何时候给来访者一个对他的幸福健康有害的暗示，或者跟他的思维方式对立的暗示，他总是以发泄的方式批判地拒绝。

3. 心智的现代记忆区（modern memory area of mind）——潜意识心智的一部分。保留人们一生从受孕开始的所有记忆。

4. 心智的原始区（primitive area of mind）——潜意识心智的一部分。包含所有潜藏的原始记忆，包括遗传基因、进化学习和训练熏陶。当触发、倒退、威胁超越了理性限度之后才会有反应。例如，战斗或逃跑反应，或者杀人的冲动。暗示影响这个区域的结果是不需要理性的快速反应。

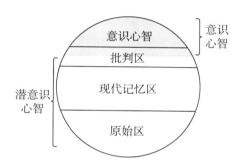

正常一天的信息单位首先输入意识心智，然后进入批判区的意识部分，他们在这里进行积累和保留。批判区是一部分意识，一部分潜意识，因为我们已经被教育和训练，发展出一种在意识层面分析评价的判断力。与此同时，我们已经学会了在潜意识层面去避开任何威胁我们的事物。只要意识存在，批判区就不会分析信息单位或放他们进入现代记忆区，但是，当睡觉时或者意识中止时，就像在催眠状态中一样，没有意识批判能力去抓住他们。

如果太多信息单位累积在批判区，身体疲劳，开始准备进入睡眠状态去减轻压力。大脑可能会变得混乱，使个体疲劳、急躁易怒、心烦意乱。一个人情感创伤越多，越需要更多的睡眠，相当大的创伤导致所谓的"抑郁的睡眠"。

一旦一个人进入睡眠，积累的信息单位立刻进入潜意识心智。在这里，信息被评判分析，一些被允许进入现代记忆。其他的通过做梦释放（发泄）出来。这些处于现代记忆的信息，最后开始渗透进入原始区的不同部分。

如果一个人接受过多的信息单位而无法睡觉和逃避时，就会进入高暗示感受性状态，并伴随着焦虑的结果。

此时，批判区变得较少批判（因为批判区受到威胁，意识在高暗示感受性状态下出现类似睡觉的状态），开始让信息单位任意进入而不再评判他们。这样一来，就造成了被动的状态，增加了高暗示感受性。

一个人每天平均至少16个小时保持清醒，所以，我们的意识心智大概要持续评判信息单位大约16个小时——在他们被允许进入现代记忆区之前。一个暗示到达现代记忆区所花费的时间越长，它就会变得越弱。任何暗示的强度和持续时间长度取决于它在现代记忆区被接收的速度和频率。它在批判区待的时间越长，就会变得越扭曲和削弱。这就意味着，日常输入时有意识地创造一个暗示输入的模式要花费很长的时间。在催眠中，整个过程发生只在几分钟内。一个暗示从意识心智进入批判区，在这儿进行批判分析。因为有很多未知进入来访者的心智中，批判区通常会迅速开放，让暗示进入现代记忆区。在某种情况下，潜意识心智可能会试图去释放一个暗示，通过身体发泄出来。然而，如果这个暗示在被释放后重复被认识，有些没有被释放出去，暗示就留在现代记忆区。一旦一个暗示被现代记忆区接受，它就会返回到批判区，意识心智最终会接受并在此基础上行动。

当意识心智不工作时，比如在睡眠中，它不接受任何东西。它只会让信息单位进入潜意识，并通过梦来释放他们。在催眠中，意识心智不是无意识的，所以，不但能够忽略和释放信息单位，而且能够接收信息。当意识活动中止，信息单位立刻被发送进入潜意识心智，然后通过催眠释放暗示的过程开始了。

在催眠状态下，给出一个暗示要比在意识状态下给出暗示强很多，因为它快速通过批判区进入现代记忆区，没有时间被削弱。此外，如果对一个暗示产生一个一致的积极反应，这个反应将变成一个永久的习惯，并且不需要恒定的意志力和动机来维持它。暗示的成功基于它如何被理解，从意识心智到批判区（批判分析和可能改变的地方）到现代记忆区（作为一个符号被接受的地方）再到最终阶段（采取行动的地方）。成功也依赖于给出暗示之前的基础建设要准备好。基础建设或者打好基础意味着让来访者知道这个暗示输入的理由，如果有一个冲突（恐惧和消极习惯）存在，可以做适当的脱敏（desensitization），并且根据来访者的暗示感受性给予直白（literal）暗示或推理（inferred）暗示。

第二章
躯体型暗示感受性与情绪型暗示感受性

躯体型暗示感受性和情绪型暗示感受性理论

每当来访者不能如催眠师所预计和期望的做出反应的时候，催眠师的内心深处就会浮现出一个烦恼的问题：

为什么一些来访者能对催眠暗示做出反应并到达一定深度，而另一些人不能？

这个问题曾被解释、分析、掩盖，但是仍然存在。在本书中，这个问题有了答案。

许多年来，催眠师将暗示感受性分为三个不同阶段：似睡期（浅度）、僵直期（中度）和梦游期（深度）。他们相信来访者进入催眠状态越深，催眠师可以获得的效果越好。一个进入僵直期的来访者比似睡期的来访者获得更好的效果，而一个梦游期来访者会获得最好的效果。有 60% 或 70% 的人被归入比似睡期还要更浅的感受性类型，认为不能被催眠而被拒之门外。

自 1967 年以来，美国催眠动机学院（HMI）发现存在两种不同的暗示感受性——躯体型和情绪型——从而开启了一个崭新的催眠世界。人类行为已经引领我们认识到：每个人都容易受到某些事物的暗示，一些人容易受躯体感觉的影响，一些人容易受情绪刺激的影响，还有一些人容易受环境刺激的影响，还有些人对于这三方面都容易受暗示。这些新的信息已经为催眠治疗师、激励师、咨询师以及所有运用催眠自我提升的人打开了一扇大门。

我们将用一个图表来解释躯体型暗示感受性和情绪型暗示感受性。

暗示感受性量表

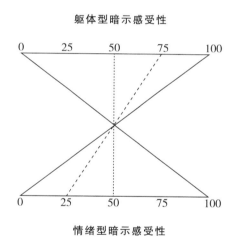

躯体型暗示感受性

情绪型暗示感受性

上横线上分数为100、下横线分数为0，代表的是100%躯体型暗示感受性来访者（physically suggestible subject），他会对任何影响其身体的直接、直白（literal）的暗示产生反应，但是不会对影响其情绪行为的暗示产生反应。

上横线上分数为0、下横线分数为100，代表的是100%情绪型暗示感受性来访者（emotionally suggestible subject），他将对于影响其情绪行为的所有暗示产生反应，但是不会对影响其躯体或躯体活动的暗示产生反应。这种来访者对于直接的、直白的暗示反应不是很好，但是对于推理（inferred）的暗示和误导有很好的反应。

在两个 50 之间的虚线表示 50/50 的来访者（50% 情绪型和 50% 躯体型）。这种来访者传统上被称为"梦游者（somnambulist）"。他是舞台催眠表演的最佳对象，因为他对于躯体挑战、情绪暗示、正面的和负面的幻觉、遗忘、麻醉和时间扭曲都有反应。相对来说，很少一部分人具有这种感受性。虽然这种感受性可以在一段时间内训练出来，但它并不是催眠治疗良好效果的必需条件。

并非所有的来访者都被分为绝对的情绪型暗示感受性或躯体型暗示感受性。来访者的感受性是从 1% 情绪型、99% 躯体型到 99% 情绪型、1% 躯体型各种可能的组合。要看一种感受性组合的图示，在感受性量表中定位一个已知数值（或是躯体型感受性或是情绪型感受性），连接此点与上下三角形的交点成一直线，并延长直达另一感受性数值线，这个人完整的感受性就在图表中标示出来了。举例来说，暗示感受性量表中的斜虚线代表了 75% 躯体型 /25% 情绪型的来访者。

除了躯体型和情绪型暗示感受性，情绪型暗示感受性还有一种亚型叫作知识型暗示感受性（intellectual suggestibility），人群中仅有 5% 属于这一感受性。具有知识型暗示感受性的人认为一切事物皆有原因。如果你告诉他，你催眠他时，他会感觉到平静和放松，那么他会问你为什么。在催眠中，当你给他暗示，他会问这些为什么会产生作用。通常，你仅仅可以通过推理型暗示来影响他，而且必须一直给他们暗示的理由，以及暗示为何能起作用的理由。

对于此种来访者，自动双重引导技术（auto-dual method）是最成功的。如果你让他跟着你重复每句话，并且让他确定他自己正在主导着这次会话（session），比起用推理的方式表述这些，通常会使他更乐于做出反应。

　　在过去，只有躯体型暗示感受性是被公认的。因此，人们相信躯体型来访者获得的催眠深度才是催眠状态的真实标志，而且用于所有催眠来访者的方法都是相同的。此外，人群中60%~70%的人被认为是不可催眠的。现在我们知道这些没有反应的来访者属于情绪型暗示感受性，并且情绪型暗示感受性的来访者的似睡期、僵直期、梦游期三个阶段与躯体型暗示感受性的来访者完全不同。情绪型梦游者（100%情绪型的）对于影响其情绪行为的暗示的反应强度，与躯体型梦游者（100%躯体型的）对于影响其躯体的暗示的反应强度相同，但是，情绪型的反应并不是立刻就很明显。情绪型梦游者看似处在非常浅的催眠状态，或者完全不在催眠状态，然而，躯体型梦游者则显示出梦游状态的所有特征。事实上，在过去甚至无法分辨天然梦游者（50%躯体型和50%情绪型）与躯体型梦游者（100%躯体型的），因为两者在催眠状态下的表现都是一样的。但是，他们之间的区别巨大，因为天然梦游者对于影响其情绪和躯体的暗示都会同样做出反应，而不像躯体型梦游者仅仅是对其中一种暗示做出反应。

　　对于情绪型暗示感受性的理解拓宽了催眠的范围，让我们脱离了猜测的阶段，使我们可以催眠大量的以前曾被认为催眠不了的人。情绪型暗示感受性的发现是个偶然，在我们试图向自己证明个体是可以被催眠的过程中，我们发展和运用了推理暗示，以误导的方式让那些对通常方法无反应的来访者产生了反应。

　　催眠师经常会问：

　　为什么来访者今天进入催眠非常快而且深入，而第二天就变得非常浅？

　　现在我们知道了，答案是第一天催眠师在整个引导过程中碰巧运用了推理暗示，而第二天运用了直白暗示。他偶尔运用推理暗示可能成功，因此他至少部分地认识到来访者对他惯用的直白暗示没有良好的反应。当他最终开始将哪一种暗示对哪一种来访者有效果联系起来并找到原因，成功就变得更加频繁且持久。

一旦我们认识到情绪型暗示感受性并了解到如何催眠此类来访者，就发现他们比躯体型的来访者更易于接受治疗。虽然从表面上看，躯体型来访者对于躯体测试反应更好，似乎是更好的来访者。但是催眠治疗通常不处理躯体问题，在大多数情况下处理的是情绪问题，或者是由情绪问题造成的躯体问题。在后者的情况中，情绪问题是原因，而躯体表现为症状。在治疗中，如果情绪型暗示感受性没有呈现，就必须把它创建出来，以便于调整客户的情绪问题。不幸的是，大多数现代催眠师完全没有意识到情绪型暗示感受性的存在。因此，不能帮助最易接受催眠治疗的人们。

实质上，暗示感受性是一个人的催眠个性，取决于他一生中所拥有的所有训练、熏陶和经验，尤其是一生中最初的 6~8 岁的经历。一个人形成从一种极端到另一种极端的暗示感受性，是因为情绪上或躯体上的一种防御，这种防御机制保护自己不会受到躯体方面或者情绪方面的拒绝，无论哪方面比较脆弱。

情绪型暗示感受性模式是基于一套保护躯体的防御系统，在他接受身体接触之前首先释放他的情绪，换句话说，当他面对令人不适的身体接触、关注或者疼痛，或者当他感到他即将处于这种境地时，就会有情绪上的反应，如尴尬、害怕、愤怒、恐惧、情绪的懊恼或者挫败，以此作为一道防线保护躯体远离不适。他特别容易受到这种威胁的影响，因为他倾向于过度在意其他人会如何看他，他的和躯体相关的尴尬水平容易被触及到。只有当他最终发现威胁是莫须有的或者是不存在的，并且发现他能接受正面的情绪情感时，情绪防御机制才会减弱，伴随躯体接受能力的增加。情绪防御的最终结果是发展出抑制躯体生理感受的习惯，而且自我感觉的能力下降。当然，抑制的程度与其情绪型暗示感受性的水平有关。

与情绪型暗示感受性不同，躯体型暗示感受性的人运用他的躯体作为一个防御机制保护其情绪。他会对躯体接触产生愉快的反应，并且非常需要这种接触，因为这代表着对他的接纳。他们直白、坦率地表达自己，且不会过度关注他人会怎么看。当他开始解释某件事物时，倾向于使用生动的动作或手势，并且靠近交谈的对象。他通常会主导着一次谈话，几乎不听其他人说什么，他可能为了把一个观点表达清楚而打断对方。无论是否认识到这个情况，都很难理解别人的情绪，因为他只关注自己的感受，而不是他人所说所感。因为他关注躯体沟通，企图通过躯体接近、身体语言与他人建立联系，并且抑制在表层对话水平之上的口头表达能力。只有当他获得足够的躯体接纳，缓解了他的渴望，使他感到舒适时，他才会展开积极的情感交流。

躯体型暗示感受性的人用推理的方式说话，但理解却是按字面意思直白地进行理解；情绪型暗示感受性的人说话按字面意思直白说话，理解却是推理式的。虽然情绪型暗示感受性的人想要安稳地坐着倾听，不喜欢将自己置于尴尬的境地或者力争说话的机会；虽然躯体型暗示感受性的人更加喜欢讲话，但在这两种人之间仍会产生沟通障碍。情绪型的人会觉得受挫，因为他的感受性不允许他轻松表达，除非是情绪上感到舒服的时候。而躯体型的人的接触需求却使情绪型的人无法达到舒适的状态。情绪型的人也会感到躯体型的人并不真正理解他。在这种情况下，情绪型的人会倾向于关闭心门，退回自我。当失去了亲密和接触时，躯体型的人会变得更加具有侵略性，为了获得躯体方面的接纳，他需要保护自我免于情绪上被拒绝。许多友谊、家庭和关系的问题都是由于两者的感受性不同所造成的沟通失败。

如果你和许多人一样，对于躯体型和情绪型的人们常有的反应方式感到迷惑，那么明确区分躯体型和情绪型暗示感受性将是难以实现的。两者都因为无法体验到另一种暗示感受性而感到失落，而且他们都在寻找缺少的另一面。能显示其暗示感受性的并不是一个人想要的事物，而是他一直认作威胁、愉快或是痛苦的事物。每一个情绪型的人都潜在地具有躯体感知一切的能力，而且每一位躯体型的人都有进行情绪方面交流的能力，他们只是还没有学会如何去做而已。

催眠师非常有必要了解暗示感受性，这样就可以针对每一位个体，选择适合的引导语。只要每一位催眠师针对来访者的暗示感受性和需求，细心地选择匹配的引导语，无论是情绪型的引导语还是躯体型的引导语都会产生同样的有益的效果。

暗示感受性是如何习得的

任何输入的人际信息都由三部分组成：语言内容、非语言内容和接受者的心理状态。

语言部分是指词汇以及他们的字面意思。例如一个常用的句子，"天气真好呀！"如果不知道信息的言外之意，我们只好接收其表面的意义，并假设其事实如此，的确是个好天气。

非语言部分是伴随语言信息的说话者的手势、表情和肢体态度的综合。如果说这话的人倒在椅子里，手撑着头，我们会猜测这天很糟糕，而当这位失望的说话者称"真好"时，他正在用反讽来表达。如果说相同的信息的人微笑，精神饱满，兴奋得容光焕发，我们会猜测这的确是极好的一天。

任何人际信息的接收者必须基于他在这一特定时刻的感受来解

读信息的语言部分和非语言部分。如果他很高兴、积极，则更倾向于做一个肯定的解释；如果他情绪抑郁，他可能接受为负面消极的意思，即使非语言部分没有证实这一点。

一个人的成熟暗示感受性，或者接受和解读信息的方式，是建立于他从婴儿期到成人期与人沟通的模式，尤其是八岁以前。

从出生到两三岁，基本上所有的孩子都是躯体型暗示感受性——为了满足生理和心理上的好奇心，他们向外探索、触摸一切事物。到两三岁后，一个孩子已经学习了语言沟通，并且将通过语言去了解他的世界。在此之后，孩子的主要照顾者（通常是他的母亲），对建立他的暗示感受性模式起到了决定性作用。孩子变得在躯体上和情感上十分依恋母亲的形象，并试图模仿她。当他成熟以后，他会有与他母亲一样的暗示感受性，虽然会有不同程度的变化。如果孩子的母亲使用关爱的语言（语言内容），疼爱地对待他（非语言内容），并且不压抑他自由的语言表达，孩子就学会了有价值的东西：母亲所说的，就是母亲真正想表达的意思，并且她所说的话可以可靠地显示出说话时她对孩子的感觉。这就创造了躯体型暗示感受性。一旦开始产生，如果母亲持续一贯的所说的就是想表达的意思，而且紧跟着兑现诺言，这种躯体暗示感受性就会逐渐增强。通过这样做，她排除了一些对于孩子基本躯体需要的威胁。她的直白的、直接的沟通能力显示她是躯体型暗示感受性，如前所说，孩子的暗示感受性与其母亲相似。

母亲的惩罚（discipline）模式也会大大影响和加强孩子的暗示感受性模式。例如，孩子做错事的时候，母亲先是责骂和打屁股，之后拥抱、爱抚和安慰孩子，孩子会把情感和躯体接触视作惩罚后不愉快的补偿。结果，他将会发展出寻找这种补偿的习惯，希望能完全抵消责骂。他学会将自己与责骂相分离，而且这个趋势会一直延续到其成年的生活，当他不想听到不愉快的事情的时候，会继续用这种方式隔离。因为躯体接触对于孩子情绪上是愉快的，他有动力寻求这种接触。为了专注集中于舒适的感受，那种对他来说不舒服的接触（责骂和打屁股）就被忽略。"不理会疼痛"是快乐的，尽管快乐可能仅仅是很小的感受，"不理会疼痛"也会作为快乐的事物被接纳。一个躯体型暗示感受性的人会一直寻求奖赏。当惩罚伴随着接触的奖赏，孩子不久就习得他会因为做一些错事而获得奖赏。结果，当他需要关爱时，他就会拒绝服从。打屁股甚至可能变成奖赏，因为在孩子的心里，它与愉快的躯体接触联系到一起。

如果母亲一开始给予孩子躯体关注（拥抱、亲吻和触摸），然后改变态度并从躯体上拒绝他，躯体型暗示感受性也会得到加强。或者，如果母亲在孩子的朋友面前，总是不断地警告他小心（"穿衣服，小心感冒"或者"别跑，小心摔跤"），对他过度保护或令他尴尬，会使得孩子在躯体方面暗示感受性过强。军校和军役也会加强躯体暗示感受性。

许多情况会使孩子变成情绪型暗示感受性，但是，通常它是许多因素综合的结果。如果母亲（或者负责孩子沟通学习的人）总是自相矛盾和模棱两可，或者她的表达是威胁或负面的，孩子的理解就会变得扭曲，会发展出防御机制，而且将开始压抑沟通的愿望。如果母亲的表述与她随后的行为相矛盾（如违背诺言），或者她说话的语言部分和非语言部分表达不一致（例如，咬牙切齿地说："当然，我爱你"），孩子就会开始寻找语言层面下的真实信息。他的暗示感受性建立于推理推断，而且他会受到母亲言辞背后真正含义的影响。此外，还会怀疑母亲对他的真实感觉。

情绪型暗示感受性的另一种常见原因是母亲的占有欲过强，压制孩子达到一定程度，使孩子感觉不得不避免躯体被控制。如果他常常因为自己感觉没做错或者事后忽略的事情而被打屁股，或者他完全被忽视，那么最后的触摸就变成了一种"打屁股"。如果你想要触摸他，它引起孩子的反应和要打他屁股时的反应相同。他对于触摸发展出一种负面的联系，而且保护自己免于受到不愉快的触摸（此时触摸与打屁股或躯体某部分相联系）。在任何情况下，当他预感到触摸会发生，都会通过防御情绪做出反应，比如害怕和生气。他没有像躯体型那样将触摸与奖赏联系起来，所以，没有触摸差不多就成为他获得的奖赏。他仅仅寻求避免痛苦或者不愉快，但是从未感受过一个躯体型从触摸中寻求和获得的喜悦。取而代之的是，逃到他感觉最舒适的防御情绪中。每一次责骂训斥后，打屁股的预感会使他建立情绪防御来避免随后的躯体不适。在极端的案例中，甚至可能达到屏蔽疼痛和甚至感觉不到打屁股的地步。如果他继续压抑情感，封闭躯体感觉，当他长大后，就会成为情绪型暗示感受性的人。

平衡的暗示感受性（均等的躯体型暗示感受性和情绪型暗示感受性）可能源自两者其一：母亲适度的惩罚，伴随着爱和安全的保证，或者不一致的惩罚，孩子发展出一个基本的混淆。在后者情况下，孩子发展出均等的躯体型和情绪型暗示感受性，这样一来，他可以抵御不愉快或者痛苦的感受。有时，他可能故意行为不端，只是为了体验"不理会疼痛"，因为那对他来说是快乐的。如果他行为不端，不能确定是否受到惩罚或是拥抱爱抚，但是如果被惩罚，他可以只是隔离疼痛，从而体会快乐。

孩子第一次去学校与同学们互动时，来自母亲的暗示感受性会达到最高点，而且暗示感受性的行为变得更加明确和增强。因为所有学龄孩童只是关心他们自己的感受，对于理解其他的孩子不感兴趣，每个孩子被迫退到自己最舒服、最少痛苦和不适的行为中去。

在入学之前，躯体型暗示感受性的孩子习得了一种轻率地获得惩罚的行为模式，为了得到随之而来的躯体接触和关注的愉悦，他们甚至可能为了引起关注，故意做错事。他们在学校会继续这一模式，即使他们获得关注的企图被拒绝，他们也会继续尝试，而且对于躯体接纳的需求将变得更加强烈。

躯体型暗示感受性的孩子的外向和侵略性的行为会引起情绪型孩子的退缩，退缩到情感防御的背后，以此避免与其他孩子或老师不愉快的冲突。他们也防御向外界索求亲密感时可能遭到的拒绝或者惩罚。他们避免任何使他们的身体受到关注的事，因为他们和情绪在一起更舒服。

在成年期，一个人的暗示感受性通常是在占优势的感受性范围内不断地变化。躯体型很少会转变为情绪型，反之亦然，除非进行治疗性的干预。只要一个人停止发展变化，停止学习再学习，暗示感受性就会保持不变。但是在催眠状态下，暗示感受性可能改变，因为催眠是一个退行（regress）的状态。如果一个治疗师与来访者沟通恰当，而且与处于次要地位的暗示感受性建立适当的联系，一个平衡的状态是可能出现的。许多时候，暗示感受性会在治疗过程中自己改变，因为学习和发展发生了。

当我们开始明白了暗示感受性是如何习得的，就可以理解情绪问题和躯体问题是如何习得的。如果我们接受这样的前提，即大多数问题是习得的，而我们的暗示感受性是习得的方式和原因，那么就能断定：我们的大多数问题都是由暗示感受性引发的。在催眠治疗中，涉及如何去掉一个不期望的行为，以及如何习得一个期望的行为去取代前者。催眠是我们的工具，用这个工具，可以通过回溯、脱敏、信心或厌恶治疗，以及许多其他技术，来影响我们的客户的暗示感受性。因此，HMI 专业催眠师最适合被称作"暗示感受性行为学家"。

暗示感受性的主导法则

要在治疗中成功应用躯体型和情绪型感受性理论，需要理解暗示感受性的五个主导法则：

1. 逆向反应法则（The Law of Reverse Reaction）
2. 重复法则（The Law of Repetition）
3. 支配法则（The Law of Dominance）
4. 延迟作用法则（The Law of Delayed Action）
5. 联系法则（The Law of Association）

适当应用这些法则将帮助你最大限度地利用人类的自然暗示感受性，使其对暗示的反应达到很高的水平。人类的两种情感倾向——恐惧和贪婪——使得他／她易受到这些法则的影响。因为恐惧抑制做决定的能力，在恐惧的反应中所做的任何决定阻力最小，而且易于被接受。贪婪带来紧迫的感受，使我们不经逻辑思维而做出反应。

恐惧和贪婪都是成功广告中广告人所擅长使用的主要工具，他们是推动公司销售的主要力量。另外，我们立法者要制定法律打击这些利用我们的恐惧和贪婪来非法牟利的不道德的人。当我们讨论暗示感受性的主导法则时，要记住每一个法则与恐惧和贪婪的关系。

最常用的法则是**逆向反应法则**，也叫作逆向心理（reverse psychology）。它被用于个人、家庭和商业环境，也用于各种形式的广告，而且可能拥有或负面或正面的含义。它可以用于各种暗示，包括命令、误导、混乱、说服和被动暗示。"逆向"法则特别强大，因为它可以达到心智的批判区和原始区。例如，如果来访者不赞同一个指令，或者因渴望而加强一个指令，"逆反法则"可以让来访者找到问题解决之道。

简单来说，逆向反应法则是指一个人对暗示的较强部分做出反应，如果另一部分相对较弱的话。例如，在眼挑战测试中，主导暗示是"**你的眼睛粘住了，你不能睁开眼睛。你越努力试着睁开眼睛，它们闭得越紧。**"来访者可能会**试着**睁开眼睛（弱暗示），却**不能**睁开（强暗示）。这就是逆向反应。当一个孩子被告知他不能做某事时，我们看到的逆向心理，其原理相同。如果做一件事情是占主导的，也就是说做这件事比不做这件事带来更多快乐，孩子会去做。无论何时，如果害怕失去使人快乐和满足（贪婪）的事物的程度，超过做此事所得到的惩罚，来访者就会逆转不做此事的暗示。

重复法则可用这样一个事实阐明，我们持续调节我们的心智和身体以适应某些环境。例如，如果我们开始一周一次打手球，起初打完球以后，肌肉会紧绷、疼痛，身体感到软弱无力。然而，经过练习和训练，我们增加了力量和敏捷性。当我们进入一个课堂学习新的科目时，会感觉无关紧要和力不从心，但是随着持续的重复，逐渐发展出学习的习惯，开始做出潜意识的反应同时没有任何意识上的不安全感。催眠中暗示的重复可以加强新的条件，直到他们成为潜意识的习惯。

支配法则可以描述为命令姿态，因为它的权威结构，可以被应用于所有其他法则。支配法则的一个例子是"**深沉地睡着**"的暗示。这句话通常用一种权威的语气说出来，表达一种命令，即使到这点之前的引导是母亲式的。催眠师假定来访者将会进入深度催眠状态成为事实，这成为一个支配性的想法，让来访者毫无疑问地接受。

支配法则也表现为治疗师在某些案例中引导时的支配方式，其中治疗师扮演权威人物的角色，如父亲、老师或老板，或给人一种不可企及和无所不知的印象。对于寻求一种权威性人格来引领他们的某些客户来说，这是一种非常有效的治疗方法。这成为一种催眠师可利用的暂时的移情（transference），直到客户的应对能力和决策能力得到改善提高。

延迟作用法则是指当一个暗示性的想法是被推理出来的，无论何时只要唤起这个暗示性想法所提及的条件或者情境出现，来访者就会做出反应。因为一个推理慢慢渗透到潜意识中，由于它对心智批判区来说是未知的，通常要一天，两天，甚至一个星期之后，反应才会发生。例如，一个来访者被告知去想象自己在一个情境中，正在非常自信地跟他的老板讲话，而老板认可他的行动且看到了他的自信。特定的暗示将会保留在来访者的头脑中，直到他生活中出现了催眠中想象的情境。他甚至可以缺少自信直到他不得不面对真实的情境（即看到他的老板），但是一旦他经历过，自信的暗示就会保留下来。

情绪型暗示感受性的人的显著特质之一是他们倾向于对推理的暗示做出延迟反应。作为一种准则，泛化（generalization）对于情绪型暗示感受性的来访者作用不大，因此必须给予具体明确的暗示。据我们所知，延迟作用的暗示可以在给出长达一年以后才引起反应。

被催眠的来访者一旦建立了预期（expectation），**联系法则**就可以被有效地利用。这个法则简单来说：无论何时在另一种刺激伴随存在的情况下，我们对于一个特定的刺激重复做出反应，我们很快就将两种刺激联系在一起。那么，无论何时一种刺激出现，另一种都会被唤起。例如，一个人一直在同一张椅子上被催眠。过了一段时间，他会将这张特定的椅子与催眠联系在一起，而且一坐到这张椅子上——甚至不用引导——就进入了催眠状态。又如，一个来访者被同一催眠师一次又一次地催眠，最终这个催眠师的声音与催眠状态产生联系，而且，来访者对催眠师的声音的反应甚至比催眠后暗示还要迅速。联系法则也指来访者倾向于对表现权威、信心或者控制姿态的非语言的行动和动作产生反应。

联系法则的另一个应用在于，如果一个来访者接受第一次暗示，那么他也将接受第二次暗示。成功的销售人员每次面对一个新的客户的时候都利用这一法则。如果他们可以使销售对象同意一系列的销售谈话，接下来的暗示（请求一个订单）成功的机会会很大。这个概念涉及已知和未知两个领域。已知的暗示是来访者或者销售对象已经体验过的并且可能涉及的事实，以此为基础来接受后续未知的暗示。

一遍又一遍强化联系法则会增加其发挥效果的可能性。这就是利于再催眠的催眠后暗示发挥作用的机制。为了达到最终的结果——深沉地睡着，来访者被重复给予许多相联系的暗示。后来，一旦使用"*深沉地睡着*"这个词，他就立即与先前的状态相联系——已知的事实——而且没有头脑批判就产生了反应，并进入催眠状态。

治疗中的直白暗示和推理暗示

在会话的初始阶段，找出客户想要改善的行为，允许客户自己引领讨论的焦点。但是要记得，这个阶段客户既不能发泄负面的情绪，也不能创造出渴望出现的行为。只有当意识中止时，如在睡眠或催眠中，发泄或者中和（neutralizing）才可能发生。

在讨论完客户不想要的行为之后，催眠治疗师会对此提出一个或者多个积极的替代选择。通过这种方法，意识充满关于不想要的行为及对它的积极回应。然后，客户被催眠，释放意识中积极的内容，使其进入批判区，同时将负面内容屏蔽在外。如果客户已经做好了适当的准备，那么进入他现代记忆区的信息单位是积极的，同时负面的东西被发泄出来。

当一个人从催眠状态走出来时，会感到如此放松、轻快，如释重负，原因是他的心智批判区已经让积极的信息单位进入潜意识，消极的已经被积极的所取代。客户接下来发生的梦境（dream），无论他是否记得，都将发泄剩余的消极情绪。当你继续使用直白和推理暗示进行治疗时，要牢记这个治疗会话的模式。

暗示的动力学（dynamics）对于躯体型和情绪型的来访者来说基本上是相同的，因为无论是情绪型占优势的来访者还是躯体型占优势的来访者都具有相反的暗示感受性。然而，躯体型暗示感受性的来访者比情绪型暗示感受性的来访者表现出更明显的躯体反应。

暗示感受性的差别是基于我们意识接收信息的方式，其次是基于我们的身体反应的方式。对于躯体型来说，一个单一的信息单位从字面意思上直白地被接收，成为思想，变成图像，然后形成一种躯体的感觉，最终变成一种情绪反应。另一方面，对于情绪型来说，一个信息单位被接收，成为思想，变成图像，随之形成一种情绪感受，最终出现躯体的反应。暗示感受性的习得过程开始于之前我们提到过的痛苦／快乐综合征的条件作用。躯体型直接地寻求快乐并避免痛苦，情绪型则有在寻找快乐的过程中推断和预测痛苦的功能。对于一个躯体型暗示感受性的来访者，催眠治疗师可以直接处理冲突；对于一个情绪型暗示感受性的来访者，催眠治疗师需要处理冲突使他遭受的损失。在这两种情况下，暗示都必须被环境所触发。

如果躯体型的来访者说："我在面对着一群人讲话时，缺少自信。"你要给的暗示是，"你将充满自信地对着一群人讲话，因为这会给你带来快乐。"或者，"你将充满自信地对着一群人讲话，因为它让你变得更成功。"

提示：首先直接给予他们直白暗示（和来访者表达的一样），其次对于他为什么要有信心给予积极的原因。当他面对过去使他感到不舒服的一群人时，自信暗示立即作为一种符号进入意识。这个符号代表感觉，而且来访者感觉不错，无论躯体上还是情绪上。

如果情绪型的来访者对你说："我在面对着一群人讲话时，缺少自信。"

提示：暗示方法是找出他面对着一群人时他的感受如何。他可能感觉不够资格、尴尬或自卑等。然后催眠他，让他想象自己面对着一群人感到舒适（系统脱敏），而且暗示他是有资格的，能产生希望的效果，而且尴尬或自卑抑或不够资格将会因为他的舒适而消散。暗示去除了痛苦并给予他快乐，从而暗示他在人群中很自信。需要提示的是，对于情绪型暗示感受性的来访者，如何措辞基于他们在人群中如何感受，而不是他缺少自信的事实。换句话说，你必须在影响他的推理上着手。

心智的批判区处理已知和未知。意识处理直白的和推理的诠释。当一个暗示进入意识，由于在催眠状态中意识中止，它既没有机会诠释暗示，也没有与暗示对抗的愿望。于是，意识允许暗示进入批判区，没有做任何分析就使其进入潜意识区的现代记忆区。

情绪型暗示感受性的来访者在催眠中被暗示他是有资格的、能胜任的，第二天，在清醒状态下，该来访者可能面对一个在过去他缺少自信，感到不能胜任的情境。暗示从现代记忆区开始启动，通过批判区，进入意识，这时来访者产生反应，感到更加自信而且能胜任。如果他没有在意识上觉察到不胜任的感觉，只感到缺少自信，可能要花一天甚至两天才能使他认识到他正感到更加的自信和胜任。这是延迟作用法则的一个例子，尤其对于情绪型暗示感受性的来访者来说更加明显。

对于情绪型暗示感受性来访者的心智批判区已知的内容，对于他的意识可能是完全未知的，所以批判区通常处理词汇的影响而不是词汇本身。如果你暗示，"你是自信的"，批判区可能视其为未知并且尝试丢弃它。然后，当个体实际面对一群人时，可能仍感到不舒服，因为内在无任何变化（词汇"自信"对他来说无意义）。他只是理解缺少信心使他剥夺了什么，并且仅仅让他想到被剥夺。如果"不会被剥夺"加入主要的暗示中，他将会做出积极的反应。

如前所述，有一个情绪型暗示感受性的亚型，叫作知识型暗示感受性。对于这种类型的来访者，最佳的暗示类型是劝诱说服的、推理的暗示。例如：

"你是自信的，是因为我给你暗示，还是因为你自己通过学习变得自信？"

由于暗示"你是自信的"，是直白的字面意思，知识型来访者会立刻忽略它。但是如果他有两个选择，并尝试分析哪个理由更正确，他就已经接受了他是自信的推理。甚至即使他得到结论，认为两个理由没有一个适用，而是选择了另外一个理由，他仍然接受了自信的暗示。

另一个例子是：

"你为什么快乐？是因为我给你暗示，还是因为我们在进入催眠之前，我给予你的一系列选择？"

劝诱说服的、推理式暗示对于受限的情绪型感受性的人也同样有效，他们会因为感觉自己受到你的威胁而害怕对你的暗示做出反应。

对情绪型暗示感受性的来访者做工作要比对躯体型暗示感受性的来访者做工作复杂得多。治疗中情绪型暗示感受性的人占到至少 60%，如果我们客观地看就会看到，这是因为大多数冲突是由情绪型暗示感受性造成的。即使以躯体型暗示感受性为主导的人也会发现他们的情绪冲突是由他们的情绪型暗示感受性造成的。

一个要遵从的很好的工作规则是：如果情绪型暗示感受性导致问题，那么必须用情绪型暗示感受性去消除问题；如果是躯体型暗示感受性导致的问题，必须用躯体型暗示感受性去消除问题。

下面是在治疗过程中两种暗示感受性类型常见的问题：

躯体型暗示感受性的来访者	情绪型暗示感受性的来访者
身心相关的内在躯体问题 恐惧飞行 恐高症 恐惧封闭空间 拖延症 销售激励 考试焦虑 拒绝 缺乏自信	身心相关的外在躯体问题 抑郁症 焦虑 犹豫不决 男性和女性的性问题 缺乏自信 恐惧污染 恐惧死亡 恐惧失控 强迫性行为 歇斯底里症

总的来说，情绪型来访者比躯体型来访者会遭受更多神经质问题的困扰。作为催眠治疗师，我相信必须付出更多努力理解情绪型暗示感受性是什么，是如何产生的，以及一个人的接收信息的方式是如何导致冲突和问题的。相应地，不断的努力可以帮助我们理解如何消除求助者的冲突和问题。

暗示感受性问卷介绍

下面的暗示感受性问卷是多年来治疗经验的巅峰，检验过无数个体的暗示感受性。为了构建此问卷，最初把躯体型暗示感受性和情绪型暗示感受性的最极端的易受暗示性的特质包括进去。后来，又加入其他不明显的但是仍能表明个人暗示感受性的易受暗示性特质。为了了解书面问卷与治疗设置中实际的躯体表现测试相对照的情况，笔者给来访者做躯体表现测试，然后做问卷测试。暗示感受性问卷被不断修改，直到他们的分数能够始终与催眠来访者的躯体表现测试分数相似。

　　暗示感受性问卷是个客观工具，凭借其测试一个特定来访者，任何测试者都可以复制任何其他测试者的结果。暗示感受性问卷实际上消除了躯体表现测试的必要，但是问卷不应被用于这一目的，因为暗示感受性可能会被一些情况影响，如与催眠师关系不融洽、毒品摄入，或者与催眠师的人际冲突等。所以通过对比躯体表现测试和问卷测试的结果，可以识别出这些情形，由于催眠师的存在将导致分数的差异。此外，躯体表现测试可以帮助建立契合关系，仅仅因为这个原因，也不应被书面问卷所代替。

　　以下两个暗示感受性问卷的问题必须在评分前完成。

暗示感受性问卷（一）

　　1. 你在成年生活中曾经梦游过吗？

是□　否□

　　2. 你在十几岁时，如果向父母表达你的感受，你会感觉自然吗？

是□　否□

　　3. 当你与别人讨论一个有趣的话题时，你会直接看着他们的眼睛和（或）靠近他们吗？

是□　否□

　　4. 你是否感觉大多数人在第一次见到你时，并不会评判你的外表？

是□　否□

5．在刚认识的团体场合中，当你主动开始交谈并受到人们的关注，你会感觉自然吗？

是□ 否□

6．如果在别人面前，和关系亲密的人牵手或拥抱，你会感觉很自然吗？

是□ 否□

7．当有人说感觉到身体温暖时，你也会开始感觉到温暖吗？

是□ 否□

8．当有人跟你说话时，你有时会思想开小差，甚至因为急于想着自己应该说什么而没有去听对方正在说什么吗？

是□ 否□

9．你会觉得自己通过看或阅读的方式来学习比听的方式更能理解得好吗？

是□ 否□

10．在新的课堂或演讲现场，你通常会很自然地当众提问吗？

是□ 否□

11．当你表达自己的想法时，是否会觉得需要将与主题有关的所有细节都叙述清楚，才能让别人完全理解？

是□ 否□

12．你喜欢和小孩在一起吗？

是□ 否□

13．当你面对不熟悉的人和环境时，你会发现很容易就能让自己的身体动作自然随意吗？

是□ 否□

14．你是不是更喜欢读小说作品，而不喜欢非小说类的作品？

是□ 否□

15．如果让你想象一下，你正在吸吮一个酸涩、多汁的黄色柠檬，你嘴里会产生口水吗？

是□　否□

16．如果你觉得自己工作出色值得称赞，当你在他人面前获得称赞时，你会感觉自然吗？

是□　否□

17．你觉得自己是一个健谈的人吗？

是□　否□

18．当他人称赞你的身材或外貌时，你会感觉自然吗？

是□　否□

暗示感受性问卷（二）

1.你是否曾经在半夜突然醒来，感到身体不能动和（或）不能说话？

是□　否□

2.小时候，你是否感觉到父母说话的语气语调比他们实际说的内容更能影响你？

是□　否□

3.当你与某个亲友谈论一次你也曾经历过的恐惧时，你是否也会有不安或害怕的感觉？

是□　否□

4.如果你与他人争论，在争论结束后，你还会细想自己本应该说些什么吗？

是□　否□

5.在别人跟你说话时，你会偶尔走神，因为想起完全无关的事，甚至没有听到对方在说什么吗？

是□　否□

6. 你是否有时渴望因工作出色而被赞扬，但是被赞扬时却又感到尴尬或不自在？

是□　否□

7. 你常常会担心或害怕不能与初次见面的人顺利交谈？

是□　否□

8. 当别人注意你的身体或外貌时，你会感觉到难为情吗？

是□　否□

9. 如果可以选择的话，你是否会在大部分时间里宁愿避免与孩子们在一起？

是□　否□

10. 你会感觉身体动作不够放松随意吗，尤其是在陌生人群与环境中？

是□　否□

11. 与小说相比，你是否更喜欢阅读非小说类作品？

是□　否□

12. 如果有人描述一种很苦的味道时，你是否感觉很难体验那种感觉？

是□　否□

13. 你是否总感觉眼中的自己不如别人眼中的你？

是□　否□

14. 别人在场，你与关系亲密的人接触（牵手、亲吻等）时，你会常常感到尴尬或难为情吗？

是□　否□

15. 在新的课堂或演讲现场，在你很希望听到进一步的解释而当众提问时，你会感觉不舒服吗？

是□　否□

16. 如果刚认识的人跟你说话时直视着你的眼睛，尤其话题还是关于你，你会感觉到不自在吗？

是☐ 否☐

17. 在刚认识的团体场合，当你主动开始交谈并受到人们的关注，你会感觉不舒服吗？

是☐ 否☐

18. 如果你正处于感情关系中，或者与某人关系非常亲近，你会发现用言语向他／她表达你的爱是非常困难或者尴尬的事吗？

是☐ 否☐

暗示感受性问卷评分说明

1. 计算问卷（一）中答案为"是"的数量。1~2 题每个"是"的答案打 10 分，3~18 题，每个"是"的答案打 5 分。

2. 对问卷（二）以同样方法打分。

3. 将问卷（一）和问卷（二）分数相加，得到总分。

4. 在图表的顶部横轴上，找到你的总分。

5. 在图表左边垂直轴数值中，找出你的问卷（一）分数相对应的数值。

6. 从问卷（一）的分数向右，画一条水平线；然后从总分向下画一条垂直线。

7. 两线相交处的单元格中的数值就是调整后的问卷（一）的百分位分值。它表示你的躯体暗示感受性百分数。

8. 用 100％减去你的躯体型暗示感受性分数，就得到情绪型暗示感受性百分数。

问卷（一）+问卷（二）=总分数

问卷（一）分数	200	195	190	185	180	175	170	165	160	155	150	145	140	135	130	125	120	115	110	105	100	95	90	85	80	75	70	65	60	55	50
100	50	51	53	54	56	57	59	61	63	65	67	69	71	74	77	80	83	87	91	95	100										
95	48	49	50	51	53	54	56	58	59	61	63	66	68	70	73	76	79	83	86	90	95	100									
90	45	46	47	49	50	51	53	55	56	58	60	62	64	67	69	72	75	78	82	86	90	95	100								
85	43	44	45	46	47	49	50	52	53	55	57	59	61	63	65	68	71	74	77	81	85	89	94	100							
80	40	41	42	43	44	46	47	48	50	52	53	55	57	59	62	64	67	70	73	76	80	84	89	94	100						
75	38	38	39	41	42	43	44	45	47	48	50	52	54	56	58	60	63	65	68	71	75	79	83	88	94	100					
70	35	36	37	38	39	40	41	42	44	45	47	48	50	52	54	56	58	61	64	67	70	74	78	82	88	93	100				
65	33	33	34	35	36	37	38	39	41	42	43	45	46	48	50	52	54	57	59	62	65	68	72	76	81	87	93	100			
60	30	31	32	32	33	34	35	36	38	39	40	41	43	44	46	48	50	52	55	57	60	63	67	71	75	80	86	92	100		
55	28	28	29	30	31	31	32	33	34	35	37	38	39	41	42	44	46	48	50	52	55	58	61	65	69	73	79	85	92	100	
50	25	26	26	27	28	29	29	30	31	32	33	34	36	37	38	40	42	43	45	48	50	53	56	59	63	67	71	77	83	91	100
45	23	23	24	24	25	26	26	27	28	29	30	31	32	33	35	36	38	39	41	43	45	47	50	53	56	60	64	69	75	82	90
40	20	21	21	22	22	23	24	24	25	26	27	28	29	30	31	32	33	35	36	38	40	42	44	47	50	53	57	62	67	73	80
35	18	18	18	19	19	20	21	21	22	23	23	24	25	26	27	28	29	30	32	33	35	37	39	41	44	47	50	54	58	64	70
30	15	15	16	16	17	17	18	18	19	19	20	21	21	22	23	24	25	26	27	29	30	32	33	35	38	40	43	46	50	55	60
25	13	13	13	14	14	14	15	15	16	16	17	17	18	19	19	20	21	22	23	24	25	26	28	29	31	33	36	38	42	45	50
20	10	10	11	11	11	11	12	12	13	13	13	14	14	15	15	16	17	17	18	19	20	21	22	24	25	27	29	31	33	36	40
15	8	8	8	8	8	9	9	9	9	10	10	10	11	11	12	12	13	13	14	14	15	16	17	18	19	20	21	23	25	27	30
10	5	5	5	5	6	6	6	6	6	6	7	7	7	7	8	8	8	9	9	10	10	11	11	12	13	13	14	15	17	18	20
5	3	3	3	3	3	3	3	3	3	3	3	3	4	4	4	4	4	4	5	5	5	5	5	6	6	7	7	8	8	9	10
0	0	0	0	0	0	0	0	0	0	0	0	0	0	0	0	0	0	0	0	0	0	0	0	0	0	0	0	0	0	0	0

问卷（一）分数

36

第三章
催眠引导

最初的催眠引导

当你面对一个新客户，最初的催眠引导应该包含以下四个主要步骤：

1. 引导前谈话
2. 转入催眠状态
3. 催眠后暗示
4. 唤醒程序

大多数人对催眠知之甚少，人们往往通过阅读书籍或者观看舞台表演得到一些先入为主的观念。引导前谈话是对催眠进行的介绍性的解释，目的是消除来访者先入为主的预想或恐惧，并且让你有机会暗示来访者在催眠状态中将会如何反应以及将会有什么样的体验。引导前谈话也可以作为一种催眠引导方式被使用。引导前谈话应该为你将要解决的特定问题做准备，同时也为引导结束后打算采取的暗示模式做准备。

例如，你的新客户表示他希望在生活的某些方面获得信心，那你所做的引导前谈话应该是这样的：

> 催眠作为一种用于创建头脑的暗示感受性的工具，帮助人们摆脱那些阻碍生活的枷锁。催眠也可以帮助人们放松，在催眠过程中，当时的紧张和压力将开始消失。通过催眠，注意力会更集中，精神警觉性会更高。你被催眠之后，绝对不会失去意识或者陷入睡眠状态。相反，你的警觉性更高，感觉更加敏锐。你周围的声音听起来可能比平时更响，那是因为在催眠过程中你的听觉会变得高度敏感。

> 催眠是通过语言进行的。语言可以影响我们，使我们生气或者困乏。语言也可以激发我们身体的自我感觉，让身体变得沉重或轻盈，极热或极冷。在催眠过程中，会经常出现困倦和放松的状态。

到目前为止，你应该观察自己说话的节奏和所用的词句是否正在影响来访者的状态。如果每次当你描述沉重感、困倦感和昏昏欲睡的感觉时，客户的眼皮会颤动，那你很快就能使其转入催眠状态。此外，也要尽力去识别客户每个肢体活动的意义。比如，他会跟随你的眼睛，或者下意识地模仿你的肢体动作（抓挠、点头等），这些行为都是躯体型暗示感受性的象征。在这种情况下，就可以开始通过以下方式引导来访者进入催眠状态：

> 当一个人进入催眠状态，一些生理变化开始发生。你会注意到自己的呼吸变得深沉、轻缓且有节奏。你的嘴唇和喉咙会变干，并且有想要吞咽的感觉。

如果这两项变化发生了，继续说：

> 你的手臂、双腿、整个身体会开始感觉越来越重，你的头

会稍微低垂，眼皮会开始颤动或者眨动，如同你快要睡着时感觉到的眨动。

如果客户按你所暗示的那样出现生理反应，表示他已经准备进入催眠状态了。此时你的语气语调应该变成更直接、更命令式的口吻：

> 现在，我会从五向下数到零，每数一个数字，你的眼皮都会变得更重，你会睡得更深。五……四……三……二……一……零！

打一个响指，并用命令的口吻说：

> 深沉地睡着！

使用这种方法做引导前谈话，既可以评估来访者的暗示感受性，又可以引导其进入催眠状态。此外，其他一些方法可以评估来访者的暗示感受性，并转入催眠。我们会在本章中涉及一些相关的测试和转入方法。

每个催眠治疗师都曾经在办公室里遇到过一些客户说自己不能被催眠，因为其他催眠师试过但是失败了。几乎毫无例外的，他们属于情绪型暗示感受性的来访者，以前的催眠治疗师都是采用直白的父亲式的引导方式。在这种情形中，来访者的情绪型暗示感受性已经很明显了，所以不需要测试，你可以直接采用母亲式的引导前谈话，并转入催眠。这种引导前谈话应该描述催眠状态中情绪型来访者将会有的感受，你可以说：

> 现在，你将注意力集中在我的声音上，但是当你进入催眠状态，你不仅会听到我的声音，还会听到周围的声音好像比平

时大了许多。平时的许多想法会从你的头脑中闪过，甚至怀疑自己是不是真的被催眠了。你会感到身体放松，你也可能感到身体有些轻松、沉重，或者身体上的麻刺感；最重要的是，即使这些想法进入你的脑海，你也不想抗拒我正给你的暗示，因为当时你真的不想睁开眼睛或者离开椅子。

因为这些来访者是情绪型暗示感受性，你应该从情绪型测试转入催眠的方式开始，例如推理型手臂抬起转入催眠法。尽管这种引导方式适合极端情绪型暗示感受性的来访者，但对于不极端的情绪型甚至躯体型来访者也是很有效的。手臂抬起并不是一个常规的测试，因为它并不能真的帮助确定来访者的暗示感受性，只能利用你原来已经知道的暗示感受性。做完这个测试并不代表就结束了，还需要继续顺势将来访者转入催眠状态。

过一会儿，我会测试你的暗示感受性。这个测试不存在失败，所以你不必帮助我或者抵抗我。在这个过程中，不但会发生一些情绪上的变化，而且会发生一系列的生理变化。在测试过程中，我会让你意识到所发生的每件事。

现在，在椅子上坐直，双脚平放在地面上，左手放在左腿上，右手放在桌上。

现在，来访者处在适合做常规的手臂抬起测试的正确姿势，他一旦摆好这种姿势，就告诉他：

我要你直视我，盯着我的眼睛。不要用语言回答我的问题，而是用点头摇头来表示是或否。如果你不知道答案，就盯着我的眼睛，让我尝试找出答案。

选择让来访者点头摇头而不是说话，是因为说话会给来访者机会让他们详述答案，而不仅仅说是或否，而且说话也会打破整个过程的节奏。点头摇头也可以达到扰乱来访者的目的。

提问的目的是想得到 6~7 个肯定回答。为了确保你能获得足够的肯定回答，问题要从《情绪型暗示感受性问卷》中选取。同时，你需要询问来访者在过去的 24 小时期间是否吃过药或者吸过毒，因为毒品会影响来访者的反应。镇静剂会抑制自我感觉，也会改变来访者对躯体测试的反应。催眠类药物，像大麻和可卡因这样的毒品会提高自我感觉，会使来访者变得比其实际状态更具躯体型暗示感受性。

你要问来访者的最后一个问题是："当你闭上眼睛时，你的脑海中能看到图像吗？"

如果他的回答是肯定的，就让他闭上眼睛，在头脑中视觉化他右手的图像。如果回答是否定的，也让来访者闭上眼睛，在头脑中想象自己的右手。

接着，挑选来访者在催眠中将会出现的明显的身体反应，并且暗示他如果能感觉到自己的这些身体反应，就点头确认。因为情绪功能处在高期望，身体改变会被放大。现在告诉来访者：

过一会儿，你会感到注意力已经集中到呼吸上。当你感到呼吸发生改变时，你就点头确认。（无论何时当注意力集中在呼吸上，呼吸都会自动加深。）

接着，将你的注意力集中到你的眼睛上。当你感觉到眼珠在眼皮下正努力地上翻，引起眼皮颤动时，就点头确认。当你感到嘴唇和喉咙发干，可能想要吞咽时，就点头确认。

现在，想象我正握着你的手腕向上拉。当你的手腕感到向上的拉力时，你就点头确认。每次你吸气的时候，我就会向上拉起你的手，当你感到这种拉力时，就点头确认。每次吸气的时候，你的手都会继续向上升，继续向上升，向上、向里，去靠近你的脸。

仅在来访者吸气的时候，使用"向上"这个词。继续这种动作，直到来访者的手即将碰到他的头，这时告诉来访者：

当你的手碰到你的额头时，你将达到暗示感受性的最高值，当手和额头的皮肤碰触在一起时，你将进入催眠状态。

上面所提到这些身体变化，都会在高情绪型暗示感受性的来访者身上自然发生，尽管他自己意识不到这种变化，直到你提醒他注意。来访者经常点头，并不仅仅表示他推断这些反应将发生，他也在建立一种跟随你指令的习惯。在身体变化发生时告诉来访者发生了什么变化，并且让来访者以点头的方式参与进来，会消除来访者对失控的恐惧感，让来访者可以从最开始就进入高暗示接受状态，同时不带有任何的阻抗。

当你通过引导前谈话程序来提高来访者对催眠状态的期待时，你也是在用一种推理型方法，即在引导前谈话过程告诉来访者你会从五倒数到零，当你数到零时他就进入催眠状态。

然而，如果你在倒数的时候碰触来访者的前额，这种突然的碰触会让来访者做出推断你已经数到零了，因此会触发来访者进入催眠状态，即使你并没有真的数到零。

在唤醒来访者之前，你必须再给来访者植入一个方便再次催眠的催眠后暗示。下面所列即应用普遍、不容置疑的催眠后暗示：

每一次	包括了现在和将来
我暗示你"睡着"	"我"和"你"加强语气
你会睡着	所有词都加强语气
快速地，完全地，深沉地	"深沉地"加强语气，特别是面对一个深沉的来访者
你的身体会非常放松	来访者会更倾向于接受这个催眠后暗示，因为它对来访者是很有益的，并且会消除任何可能的威胁

　　来访者所听到的催眠后暗示的第一个词会决定他的全部反应。例如，你说"现在，每一次"，会在不知不觉间破坏暗示的效果。因为来访者可能仅仅根据字面意思将"现在"解读为就是此刻这一瞬间。来访者听到的第一个词会是催眠后暗示中最关键的一个词，所以，除非你就是想表达现在、此刻的意思，否则不要在催眠后暗示中使用"现在"这个词。

　　另一个关键词的例子，证明了在某些情况下关键词是如何影响催眠后暗示的。极高的躯体型暗示感受性来访者按字面意思直白地理解暗示。让这种类型的来访者口头同意接受催眠后暗示是非常明智的。这样做的原因是，当你给出一个催眠后暗示，比如**"每当我触碰你的额头，你会更深沉地睡着"**时，躯体型暗示感受性较高的来访者会按字面意思直白地接受暗示，并在再次催眠时做出反应，但是他今后也可能变得对任何一个自称"我"的人都过于容易受暗示。如果某个人在他毫无防备的状态下触碰他的额头，他可能会因此进入催眠状态，并可能使最初接受的暗示失效。即使暗示还能奏效，深度也可能被削弱。为了防止不希望的反应发生，催眠师应该让来访者表达他自己的愿望。当催眠师得到来访者的同意，他可以修改催眠后暗示如下：

每一次我得到你的口头允许暗示你睡着时，在这种情况下，并且只有在这种情况下，你会快速地、完全地、深沉地睡着。

下面是一个关于非直接性的或者是推理性的催眠后暗示例子，可以用于情绪型暗示感受性的来访者：

当我触碰你的额头时，你会进入催眠状态，并且继续进得更深。每一次我暗示你睡着的时候，你会更快地进入到这种状态，因为你已渐渐习惯它了。

得出的推论就是，下次当你碰触他的额头时，催眠后暗示就会被激活。现在，一种有条件的联系已经形成。如果你使用反应性催眠（反复唤醒来访者，再用催眠后暗示去催眠来访者），这种联系就会被加强。

如果催眠后暗示失败了，我们可以有把握地假定三件事：
催眠后暗示并没有被来访者的潜意识完全理解；
暗示太过复杂深奥很难理解；
催眠后暗示的作用衰减，不能继续影响来访者。
来访者对所给的催眠后暗示的有意识记忆，绝不能决定他是否会对这个暗示做出反应。

在催眠结束时唤醒来访者是非常容易的，但也是非常必要的。简单地说：

过一会儿，我会从零向上数到五。五，总是代表完全清醒，身体放松，情绪平静，思维清晰。零……一……二……三……四……五……完全清醒！完全清醒！

第一次会话，没有必要做催眠的训练，尽管你的治疗总是要适应来访者的暗示感受性。最初的三个步骤可以防止催眠师急着把来访者带入深度催眠这样的错误。因为当催眠师按照正确的步骤一步一步进行时，深度催眠状态会自然发生。

第一次的引导是最重要的，这是整个治疗过程的开始。如果来访者在开始就感到有所改善，则会给来访者决定性的、积极的动力。需要记住的是，第一次引导的主要目标是建立预期和想象，让来访者能感到放松、愉快，增加对他自己和整个治疗过程的信心。

暗示感受性测试和转入催眠状态

测试来访者的暗示感受性有双重的目的：

1. 确定来访者躯体型暗示感受性和情绪型暗示感受性的水平。

2. 使来访者在没有预期的情况下转入催眠状态，防止来访者帮助你或者抗拒你的任何可能。

无论对躯体型暗示感受性的来访者还是情绪型暗示感受性的来访者，第一次测试都应该使用按字面意思的、直接的暗示，这是为了确定来访者的暗示感受性类型。因为即使来访者对于推理型的测试做出积极反应，也不一定证明来访者必然属于情绪型暗示感受性。推理测试本身就会影响情绪型来访者，但是躯体型来访者可以直白地按字面意思翻译推理型测试，并按字面意思做出反应。然而，对于躯体型的测试的确可以表明来访者属于躯体型而不是情绪型暗示感受性，还可以表明其感受性深度。因此，躯体型反应的缺乏程度可以揭示情绪型暗示感受性的强度。

书面的暗示感受性问卷能表明一个人潜在的纯粹的暗示感受性。如果催眠师使用恰当的引导方式，并和来访者之间建立融洽的契合关系，来访者可以达到问卷所显示出的暗示感受性的深度。然而，如果催眠师缺乏自信和能力，或者使用了不恰当的引导前谈话或引导方式，或者来访者嗑药或吸毒了，来访者就不能达到其潜在的深度。因此，每次见到来访者，都要给他做躯体表现测试，直到来访者达到潜在的深度。

本章描述的所有测试虽然都可以仅仅作为暗示感受性的测试来使用，在转入催眠之前结束，但也可以进行下去，用做催眠引导。这样做的原因是，当来访者对躯体型测试做出反应时，继续利用你所创造的暗示感受性引导其转入催眠是明智的做法。此外，在唤醒来访者之前，催眠师都要给出一个方便再催眠的催眠后暗示，同时在你唤醒来访者的时候暗示他感觉愉快。

如果你的来访者对躯体型测试没有反应，则确定其属于情绪型暗示感受性，即从现在起，你的方法就应该是母亲式的、推理型的。针对情绪型暗示感受性的来访者，母亲式的、有节奏的、带有诱哄性质的引导方式，而非那种命令式的方式，能最有效地引导来访者进入催眠状态。父亲式的方法是一种权威的技术，这种方法会使用快速的命令式的引导，仅仅用于躯体型暗示感受性的来访者。虽然一个躯体型暗示感受性的来访者会对父亲式、母亲式两种引导方式都做出反应，但是使用母亲式的方法作为开始总是更适合的。一旦与来访者建立了契合关系，再逐渐使用更多父亲式的引导。

手指分开测试

当来访者坐下后，让他将双脚平放在地面上，伸出一只手，放在距面部约 30 厘米的地方，掌心向里，中指指尖和鼻子保持一样的高度。随着你重复"手指张开""分开"这些词语时，让其将注意力集中在手指的分开上，一遍一遍地，直到他的手指开始分开为止。然后，暗示你的来访者将他的手和手臂向内拉，朝着他的面部牵拉、吸引，抖动着向里，继续重复这些暗示，直到来访者的手碰触到自己的脸。

为了从这个测试转入到催眠状态，暗示来访者，每当他的手向里拉动时，他的眼皮会变得越来越沉，开始闭上。当他感到手、脸的皮肤接触时，就将进入深度的催眠状态。当来访者的手碰到自己的脸时，你要打个响指，并说："深沉地睡着！"此时，你可以给来访者一个挑战：

> 你的手紧紧地贴在了脸上，贴得非常非常紧，你没办法把手拉开。你可以尝试，但是你越尝试，就贴得越紧。你不能把你的手从脸上拉开。

过一会儿，接着说：

> 现在，忘记你的手，深沉地睡着。

拿下来访者的手，告诉他放松，当他的手垂在身边时，他会进入更深的催眠状态。

锁手测试

在做锁手测试的时候，你的来访者既可以采取坐姿也可以采取站姿。当然，如果你打算用这个测试引导你的来访者转入催眠状态，坐姿会更好一些。

首先，让你的来访者在胸前伸直手臂，肘部僵直，十指交叉，眼睛盯着自己的指甲。然后告诉他：

> 我会从五向下数到零，每数一个数字，你就感到你的双手

在扣紧，手指在锁紧。当我数到零时，你的手会紧紧地扣住，你的肘部也锁紧，你没办法分开你的手。

继续用父亲式的口吻说：

五……双手和手指都在扣紧。四……双手越来越紧。三……双手非常紧，始终紧锁在一起。二……随着肘部锁紧，感到肘部的压力。一……肘部锁紧，双手越来越紧。零……双手和手指紧紧地锁在一起。你不能分开它们。你越是尝试，它们就锁得越紧。

要转入催眠状态，只需要告诉他：

你不能分开你的两只手。现在，你的眼睛正变得越来越重，眼皮正在闭上……眼皮非常沉重，正在闭上。

当你看到他的眼睛闭上了，坚定地说：

紧紧地闭上眼睛！现在，深沉地睡着！

当你给出最后这个暗示，打个响指或者拍下手，冲击来访者进入催眠状态。

手臂抬起测试

在我看来，手臂抬起测试是催眠师需要掌握的最重要的技术。相对其他方法来说，手臂抬起测试的价值巨大，这是由于它给催眠师和来访者都带来了许多益处。例如：

（1）为转入催眠状态做好准备。

（2）对于极端情绪型暗示感受性的来访者也是有效的，

而这些人原来被认为是不能被催眠的。

（3）是催眠师向来访者证明来访者能够对暗示做出反应的简单方法。

（4）其实是一种练习，而不是一种测试，所以绝不会失败。它能降低来访者对于要做对事情的焦虑感，并能防止来访者为了取悦催眠师而做出一些特殊的行为。

（5）可以给催眠师提供机会用一种很自然的方式使用误导、推理型暗示和直白型暗示。

（6）为催眠师提供机会，可以根据随后治疗的需要提高来访者的躯体型暗示感受性或者情绪型暗示感受性。

（7）对于训练中的催眠师是一个非常好的技术，也不需要什么特殊设备，并且学起来相当容易。

（8）既可以用于个人催眠，也可以用于团体催眠。

手臂抬起测试有两种最基本的方法。如果来访者显得比较容易做出反应，就可以使用第一种方法。如果来访者的反应比较慢或者出现抗拒，就有必要采用第二种方法。

方法1：

为了建立良好的关系，所以要从引导前谈话开始进行。此时，来访者的眼睛睁闭都可以。说话要有节奏，并且使用一些误导，说：

> 我将要测试你的暗示感受性。稳坐在椅子上，双脚平放在地面上，右手和右臂放在桌子上。将注意力集中在你的手腕上。不要帮助我或者抗拒我。想象我所说的每件事正在发生，因为它们的确将会发生。许多时候，当你睡着或者放松地坐着时，

你曾感到手上、手臂上或者腿上的肌肉抽动。这是你潜意识的释放或者不随意肌的收缩。

现在，开始喋喋不休地说：

过一会儿，你会注意到你的右手和右臂，从你的指尖到你的肘部，正在开始渐渐变轻，有抬起上升的倾向……向上，向上，升起……抖动着……像羽毛一样轻。现在，想象我在你手腕上系了一根绳子，我正拉着这条绳子向上拉起，向上，越来越高，抬起，升起……越来越高……向上，向上，升起…抖动着…像羽毛一样轻……

继续喋喋不休地说，如果你看到来访者正在向下压手来抵抗你，就加上误导，说：

现在，你开始觉得你的头、你的另一只手和手臂都变得越来越重。左手和左臂变得很重。右手和右臂变得越来越轻……向上……向上……像羽毛一样轻……

当你看到来访者有抽动或者活动时，就说：

现在，你的心智已经接受了暗示，你的左臂变得更重了……左手更重了……右臂变得更轻了，现在正在向上抬起……

继续喋喋不休，直到来访者的手臂大约成45°，手肘仍然支在桌子上。接着，增加更多的暗示来混淆来访者：

现在你会感到你的右肘向下压，越来越用力。你没办法放下你的手臂，无论你怎么努力尝试。你可以尝试，但是你越尝试，你的手臂就变得越轻越僵硬。当你的手肘下压时，你会感到前臂绷紧……你的手臂变得越来越轻，向上升高，向上……

等待几秒钟，直到来访者尝试将他的手臂放下，但是如果他失败了（如果暗示正确，而且来访者有足够的躯体型暗示感受性，他会失败的），此时开始让来访者转入催眠状态，还是使用有节奏的声调说喋喋不休的语言：

现在，你会感觉到你的手在扭转，转动你的手腕，你的手指转向自己的面部……扭转，转动……抬起，升起……向上，向上，越来越高，向里，感觉你的手和脸渐渐地越来越近，就像被磁力吸在了一起……手和脸越来越近……扭转，转动……手被拉得越来越近，头低垂下来，低垂下来，去靠近你的手……感觉你的呼吸逐渐变得更深、更轻、更有节奏……嘴唇发干……喉咙发干……特别想要吞咽……很快当你的手碰到脸时，你会感到皮肤的接触。

继续这些喋喋不休的语言，直到来访者的手即将触碰到他的脸，然后说：

当你的手碰到你的脸，你会进得更深（打一个响指），深沉地睡着！

此时，给来访者一个挑战，例如：

你的眼皮紧紧粘在一起，闭着，你不能睁开眼睛。

或者：

你的手紧紧地贴着你的脸，你没办法移开你的手。

推理型的手臂抬起往往被用于高度的情绪型暗示感受性的来访

者，当他的注意力集中于外在客体提起他的手臂时，他的手臂就会抬起。例如，你可以让来访者想象你正握住他的手腕渐渐提起，或者想象他的手腕上正系着一个氢气球，气球向上升的时候，他的手和手臂也跟着上升。继续这样喋喋不休的引导语，然后转入催眠，如上所述。

方法 2：

如果直白型暗示或者推理型暗示都不起作用，就让来访者将他的右臂放在桌子上，手肘、前臂、手平放，手掌向下。然后继续第一种方法。如果来访者的手臂抬起得非常慢，或者因为防御心理而抗拒，你会注意到来访者或者手指会向下按，或者睁开眼睛，跟你说话，告诉你你的方法不管用，还有找些原因来分散你的注意力或者他自己的注意力。这个时候，告诉他：

> 很好。现在，向前滑动你的手，直到你的手肘至少在你身体前约有 30 厘米的距离。尽可能地抬高你的手腕，但是手指不要离开桌子。向桌子上下压你的手指，同时坚决地下压你的手肘，手腕保持放松。现在盯着你的手指，当你开始看到或者感到你的手指离开桌子时，闭上眼睛，去体会手臂继续上升的感觉。

第二种方法奏效而第一种方法失败是因为这种不情愿的来访者会有意识地或者无意识地对抗你，使手腕产生紧张感，控制着手保持向下。但是，当人的手腕以一个不舒服的姿势弯曲时，为了减缓张力，手腕的肌肉会倾向再次向外伸直。此时加上暗示，让他去感受他的手肘正在下压，他的手和手臂唯一会发生的自然反应就是向上抬。到目前为止，有如此多的信息涌入来访者的头脑，潜意识不能够分析正在发生什么，所以来访者愿意通过手臂抬起转入催眠状态来逃避。

手臂抬起测试也可以用手心向上，让来访者没有东西可以抓取。因为逃跑是一种防御机制，保护自己不会失控，所以创造失控感，可以让来访者的潜意识对催眠暗示做出反应，此时催眠状态就代表了逃跑。

拉手冲击转入法

这个引导是通过父亲式的和冲击式命令进行的，是一种简单的引导方式，并且不应该让来访者知道具体方法。

让来访者坐在直背的椅子上，双脚平放在地面上，手臂向外伸直。此时，把你的大拇指放在他的手腕内部，保持两个手臂相互分开（如果此时你放开来访者的手臂，他们自己也能向里移动）。让他的手臂保持在现在的位置上，并告诉他：

> 过一会儿，我会放开你的手臂。你的手和手臂会向里靠近，就像有股力量吸引着它们合在一起。当你的双手触碰在一起时，你会深沉地睡着。现在，将注意力集中在我的声音上，看着我的眼睛（放开他的手），你的手和手臂不断地靠近，越来越近，向里靠近，合在一起。

当手臂向内靠近时，来访者的期望值会增加。你的手应该放在来访者的双手外侧，这样可以跟随他的手移动，同时又不碰到他的手。当他的两只手相距15~20厘米时，将他的两只手推在一起，同时命令他"深沉地睡着"！突然的冲击和睡着的暗示可以让来访者快速地转入催眠状态。现在暗示他的手和手臂变得越来越沉重、柔软、松散和放松。当他的手臂开始垂下时，放开它们，让他的手臂落在大腿上，并说："更深地睡着！"

后倒测试

如果使用后倒测试让来访者转入催眠状态，其方法应该是命令式的和父亲式的，并且一定不要让来访者意识到你打算做什么。

开始时，保持一只脚在前，另一只脚在后的牢固站姿，这是为了保证当来访者后倒时，你有足够的支撑力能接住他。来访者应该直立，两脚并拢，肩膀向后伸展，头向上抬，直视天花板上的一点。将你的双手放在来访者的肩膀上，轻轻地向前向下推。这种施加在来访者肩膀上的推力让来访者想要向后用力，因此不知不觉地帮助了你。

接着，用一种温柔的、诱哄的、母亲式的声音说：

> 过一会儿，你会感到我的手向上抬起离开你的肩膀，接着，你会感到我在向后拉你。我会接住你，因此只是放松下来就可以了。现在将注意力集中在我的声音上。

当你的手从他的肩膀抬起时，用一种坚定的、命令式的语气说："向后，向后，向后倒。"当来访者开始后倒时，告诉他他的眼睛现在会闭上，他会感觉自己正向后倒。当他倒的时候，接住他，并命令他"深沉地睡着"！此时，你要慢慢地把他放平在地板上。在你慢慢放低他的过程中，给他一个催眠后暗示，然后唤醒他。

渐进放松引导

渐进放松引导是一种很重要的次级引导方式。渐进放松引导之所以属于次级引导，是因为催眠师既不能使用渐进放松引导确定来访者准确的暗示感受性，也不能使来访者进入所希望的深度。

我由衷地坚信，使用渐进放松作为初级引导方式，在治疗上是无效的，同时也是催眠师放弃承担责任的做法。

但是，还有许多催眠师坚持使用渐进放松作为初级引导方式，因为他们没有自信能让来访者对转入引导的方式做出反应。

在一个转入引导之后立刻紧接着使用渐进法是最有效的。尽管来访者还处在催眠中，但是你要在未唤醒他的状态下要求他睁开眼睛，并让他移动到邻近的一把躺椅上。然后给他做渐进放松，接着开始治疗。因为来访者正处在深度放松中，并且保持静止的姿势，从身体到大脑的信息单位很少，此时他对暗示的感受性提高了。母亲式的引导对躯体型和情绪型的来访者同样有效，同时配合推理型暗示和直白型暗示。

渐进放松引导既可以使用于个人催眠，也可以使用于团体催眠。

基本的步骤是放松身体的各个部位，让来访者保持一个静止大约 5 分钟，然后抓住来访者失去警惕的时机，导入催眠状态。对于每个催眠师来说，这种次级引导方式都是必要的：

> 坐在椅子上，靠着椅背，双腿不要交叉，闭上眼睛，现在开始深呼吸，做五次很深的呼吸；每次呼气的时候，你都进入更深的放松。

> 在第五次呼吸结束后，集中注意力感受鞋的重量。你的鞋不属于你正常身体重量，你开始觉得很重，这种沉重的放松从你的脚趾蔓延到脚跟，到你的脚踝，越来越明显。现在，你正感觉到这种沉重的放松向上延伸到小腿……感觉你腿部的重量拉着你向下沉，越来越重……感觉你的腿深深地放松……深深地放松……这种沉重的放松逐渐蔓延到膝盖，同时将注意力集中在我的声音上。

> 集中注意力听我说话的声音，不要注意其他的声音，因为那些外面的声音都是我们日常生活中的声音，他们不能分散你

的注意力或者打扰你，只会让你更放松，让你甚至更深地进入深度的沉重的放松状态。

现在，感觉这种放松上升到你的大腿和臀部，贯穿了你的腹部……感觉胃部的肌肉放松了……深深地放松……整个胸部都被放松浸透了。呼吸变得很深，很轻柔，很有节奏，整个人都有一种昏昏欲睡，做白日梦的放松感觉……让它去吧（letting go）！……向下沉，越来越深，你的手臂、手、手指都在放松……当放松的感觉越来越深时，你会感到一股麻麻的、令人舒服的、麻刺的感觉贯穿你的手指。

颈部的肌肉正在放松，头皮细小肌肉也变得非常放松，感觉血液紧贴着皮肤流动。放松的感觉向下蔓延到你的前额，向下来到你的眼皮上，就像睡着时敷盖的黑色面纱，同时下巴的肌肉也在深度地放松，深度地放松，并且变得越来越重。

当我从五向下数到零时，每一个数字都代表更深放松，你会感到身体更放松了，让它去吧……越来越深……当我数到零时，你会深沉地睡着。现在，五……让它去吧……四……三……二……一……零……（打一个响指）深沉地睡着！

现在，快速地误导你的来访者，说：

现在，将注意力集中在我的声音上，伴随着每次呼气，你都会进入更深的催眠状态。

在你唤醒来访者之前，做一个方便再次催眠的催眠后暗示，同时告诉你的来访者会感到愉快和放松。从零数到五就唤醒你的来访者。

目光凝视引导

不精细的催眠师通常会过度使用目光凝视作为引导方法。

目光凝视引导应该有限地使用，当来访者的反应给你一个确切的迹象，显示它将奏效时才可以使用。比如说，当你面对来访者时，你发现他的眼睛变得无神，或者正在眨眼，或者部分地闭上眼睛，这就给你一个直接的线索，可以做目光凝视引导了。

让来访者在椅子上坐直，把手放在大腿上。告诉他眼睛要直视前方，直直地盯着一个特定的物体或者一个亮点。确保来访者的眼睛是轻微上翻，这是为了让他的眼睛变得疲劳。现在快速地用父亲式的方式暗示他的眼皮变得极其沉重，很快他就要把眼睛闭上了。告诉他，当他的眼睛闭上时，他会进入一种深度催眠状态。

继续这种模式，促使来访者的眼皮变得沉重，直到你发现来访者的眼皮开始闭上、颤动、闪动。此时，你应该靠近来访者站着，最好就在他的身边。快速地将你的手移到他的前额（不要让他看到你的手），然后用你的一根手指轻轻地触碰他的额头，并说："深沉地睡着。"此时，将他的手从腿上推下来，让他的身体保持一种无力的、松散的状态。接着你就可以开始加深的过程。

催眠圆盘引导

催眠圆盘是一种被放在盒子里的小旋转马达，装备了许多不同类型的可拆分的圆盘。当这些圆盘旋转时，会造成视觉错觉效应。圆盘引导本身并不能催眠来访者，但是它会使来访者眼睛疲劳，并且使大脑的思维模式混乱。

使用圆盘引导的典型方法是让来访者坐在一个位置上，使他视线稍微向上、看到圆盘，并暗示他：

当你将注意力集中在这种旋转图像上，你会开始感到正在被卷入转盘的内圈。你会感到眼皮正在被拉下来——随着你被卷入圆盘内部，你会感受眼皮的沉重感和视线的扭曲，眼皮继续拉下来。你的手臂、腿、整个身体正在卷入越来越深的、放松的、睡着的状态。你的眼皮沉重，你感觉自己将开始跟着我从五向下数到零。每数一个数字，你的眼皮都会变得更加沉重。零代表深沉地睡着，甚至在你进入催眠状态之后，你仍会看到旋转圆盘的图像。

当你看到来访者眼皮颤动开始闭上时，就开始从五数到零。数数应用权威的语气。零应该比其他数字更大声地说出，说零的同时弹响指，并暗示"深沉地睡着"。大部分的来访者在眼睛闭上之后仍能保持旋转圆盘的幻象一段时间。

催眠圆盘引导对青少年是很有用的，尤其是十五岁以下的孩子。不建议对四十岁以上的人使用此法，因为思维混乱和视觉扭曲会引起年龄大的人头晕甚至恶心。

自动双重引导

自动双重引导是被设计用于催眠那些善于分析的知识型暗示感受性来访者。当一位来访者来见催眠师，付了催眠费用，并且试图在催眠状态外分析自己，我们可以假定他其实害怕被催眠师控制。

自动双重引导就是用来防止这种类型的来访者分析催眠师所说的话和所做的事，从而通过误导方式使其进入催眠状态。这种方法让来访者相信他正在催眠他自己，而不是被催眠师催眠。尽管事实并非如此，但是这种方法的确化解了来访者的抗拒心理，让催眠师能更容易地催眠来访者。

自动双重引导的技术如下：

让来访者坐在一个直背的椅子上，双脚平放在地面上，把右手食指放在左手腕的脉搏上，两眼盯着右手食指的手指甲。现在，他已经在意识层面接受了三个暗示，这有利于帮助他准备好接受你之后的暗示。现在，让他跟着你重复下面的内容：

> 现在我将要进入催眠状态，因为深度的放松和自我控制。我会从五倒数到零，每当我数一个数字，我就会变得更深地放松。当我数到零时，我会深沉地睡着。五……我感到呼吸正变得很深，很轻，很有节奏。

当他的呼吸方式开始改变的时候就给予他这个暗示。当来访者准备进入催眠状态时，他们通常不能意识到自己呼吸上的自然改变。来访者想要向前低头的趋势也应该利用上。当你一旦看到他的头正在向前低下，就暗示他，他的头正变得越来越重，并且正在开始向前低下。

> 四……我开始感到眼皮变得很重，同时我感到越来越困、昏昏欲睡。（他的眼皮因为盯着手指甲而自然会感到疲劳。）三……我开始感到身体内每一块肌肉、每一条神经、每一条纤维都变得放松，深深地放松。二……我的手臂，我的腿，我的整个身体，现在都深深地放松了。一……我的眼皮变得更加沉重，我的呼吸更有规律。我深深地放松了。零……深沉地睡着！

让来访者跟着重复你所说的话，可以防止他同时分析正在说的话。因此，当你数到零的时候，他在心理和生理上都准备好接受"进入催眠状态，深沉地睡着"的终极暗示，为了保护自己抵御被控制的恐惧。

唤醒他，只需要逆转数数顺序，然后说："完全清醒。"

孩子引导

一般来说，孩子容易被催眠。大部分孩子都有很高的感受性。当你催眠孩子的时候，你应该少用一些误导，因为他们能够看穿它。他们应该按照字面意思直白暗示。很多时候，当你试图去误导那些孩子的时候，他们看到的不是你试图让他们看到的，而是他们感受到的你的真实意图。因为孩子缺乏很强的专注力，所以要用些小玩意儿，水晶球，闪烁的灯，或者任何可凝视的点，都能让你更好地催眠孩子。催眠孩子的关键在于能不能让他们保持足够长时间的注意力来催眠他们。

最有效的方法如下：

让孩子坐在直背椅子上，选择一个凝视点让他注视，例如水晶球或者小手电筒，拿着它在高于孩子前额的位置，同时你要站在孩子的一侧。把你的另一只手放在孩子的头和脖子后面，扶着他来回移动，先向远离你的方向移动，再慢慢地回来。要保持住水晶球或者小手电筒的位置不要移动（如果你移动它了，孩子的注意力可能就转移到屋子里的其他地方了）。当孩子这样来回移动时，他会感到自己的身体正在开始放松，然后失去抵抗，变得松弛而柔软。

当你感到孩子要进入催眠状态了，就暗示他的眼睛感到困乏，眼皮正变得很重。接着，当他的眼神发直，眼皮眨动时，将水晶球或者小手电筒碰触他的额头，并说：

你会感到水晶球（或者小手电筒）触碰到你的头，当它碰到你的头时，你会深沉地睡着，同时你会一直能听到我的声音。

当他的眼睛闭上时，触碰他的额头，并说："深沉地睡着！"

接着告诉他：

> 你的身体非常沉重，以至于你会变得松软无力，就像一个
> 布娃娃。

告诉他你将会从椅子上把他拉起来，并把他放到一个更舒服的椅子上，当你拉起他时，他会感到一种沉重、柔软、松散的感觉贯穿全身，将会更深地睡着。

当你催眠孩子的时候，你需要问他一些问题，以确定他是否理解你说的内容。如果他能理解，就让他点点头。如果你在催眠他之前就告诉他你将要做的这些，则会变得更容易接受你。当你要给他暗示时，你要询问他是否想要接受它。让他和你合作，就好像你们两个人在一起工作。让催眠变得像一个游戏一样。你可以像孩子一样开玩笑、大笑，对他说话。你必须变得跟他同属一个年龄阶段，像他一样行动，这样可以让他更好地回应你，对治疗也是有帮助的。

催眠引导的分析

以下《引导分析表》可以帮助你记录关于来访者的重要信息，以便于在催眠进展期间，可以记住并继续使用最有效的方法去催眠这个特定的个体。《引导分析表》还可以让你发现你的来访者在不同阶段发生的改变模式。

来访者姓名：_____

日期：_____

来访者的态度：平静_____恐惧_____

紧张_____冷漠_____

所使用的引导类型：_____

引导的时间：恰当_____太慢_____太快_____

引导过程中的身体活动：懒散的_____故意的_____

不明显的_____

来访者的暗示感受性：_____

来访者的舒适度：

对距离的反应_____

对接近的反应_____

对触碰的反应_____

对母亲式催眠的反应_____

对父亲式催眠的反应_____

催眠状态中的身体行为：

完全放松（完全放下）_____

不稳定的发泄动作（恐惧）_____

身体的不断活动（不信任）_____

其他_____

催眠后暗示：_____

明显的反应或发泄：_____

其他的观察：_____

下面是对上表逐条的简单解释，说明每一个反应的不同含义。

来访者的态度

来访者的态度表明他在清醒状态下和你的联结程度，告诉你应该使用的基本方法是什么。如果你的来访者是平静的，你应该用母亲式的引导方法；如果他是紧张的，则应该用父亲式的引导方法；如果他是恐惧的，你应该设计一个既有令人安心的、母亲式的态度，同时又有权威的引导；如果他是冷漠的，你应该用一种微妙的方法让他摆脱防御。

所使用的引导类型

简单地列一下使用的催眠引导种类，同时也说明是母亲式的还是父亲式的引导方法。

引导的时间

如果来访者在你说"深沉地睡着"之前就已经进入催眠状态，则说明你的引导太慢了。如果来访者需要等着你跟上他，那他可能已经失去一些催眠深度。如果你的引导太快，可能会彻底错过你的来访者，并毁掉他的预期。当来访者的眼睛闭上或者向上翻时，给出"深沉地睡着"的暗示，此时你的引导时间就控制得好极了。

引导过程中的身体活动

如果来访者故意做出某些动作，好像他在帮助你，这说明他可能过度配合你或者他是极端的躯体型暗示感受性，他会直接按照字面意思直白地接受你所说的一切。如果他的身体活动是懒散的，或者表现出接近睡着的样子，说明你有一个50/50的来访者。如果他的身体动作不明显，说明你的来访者属于情绪型暗示感受性。

来访者的暗示感受性

来访者的躯体型暗示感受性和情绪型暗示感受性的水平可以通过书面暗示感受性问卷，行为暗示感受性测试，以及在催眠状态下你对他的观察来综合确定。

来访者的舒适度

在治疗过程中，身体的接近程度对来访者来说意味着情感的亲密程度。在某些案例中，情感上的接近对于合适的移情或者建立依赖关系是很必要的，直到来访者有足够的信心去独立应对自己的问题。身体的接近，包括触碰和拥抱在内，对于儿童来访者而言是常见的。所以，如果一个孩子看起来想要一些身体接触，不满足他可能是反治疗的行为。可是，在使用身体接触时必须保持足够的判断力和智慧，尤其是面对成人来访者时。例如，在很多时候，一个情绪型暗示感受性高的来访者会对身体接近反应很大，特别是在他完全信任你之前，因为他会觉得那是对他个人领域的一种侵犯。来访者是躯体型暗示感受性还是情绪型暗示感受性，碰触前额通常能表明来访者是属于情绪型暗示感受性还是躯体型暗示感受性；碰触对来访者产生的冲击越大，情绪型暗示感受性就越高。为了确定来访者是舒服的，首选方式应该是使用母亲式的方法作为开始，如果是面对躯体型的来访者，随后你可以再改成父亲式的方法。如果先使用父亲式的方法，可能不会出现预期的结果，并且令情绪型的来访者心烦意乱。

催眠状态中的身体行为

寻找：

（1）完全放松（一种来访者"完全放下"的象征）。

（2）不稳定的发泄动作（恐惧的象征）。

（3）身体的不断活动（不信任的象征）。

催眠后暗示

催眠后暗示在《最初的催眠引导》部分已经进行了完整的叙述。催眠后暗示的首要目的是为了来访者在再次催眠中能产生快速反应，而不是为了满足催眠师的自我需求。一旦给来访者下了催眠后暗示，那么在不同的阶段必须保持一致。

明显的反应或发泄

反应：当你给了来访者一个暗示，如催眠后暗示，或者对某个反应的后暗示，而这种暗示由来访者执行出来，则说明反应发生了。要使来访者产生反应，暗示必须穿过心智批判区并被接受。

发泄：简单表明了来访者对暗示的阻抗。当你重复一遍或几遍暗示后，这种发泄停止了，说明你影响到了来访者，甚至可能比一开始就有反应出现的程度还强。如果在整个治疗阶段，来访者反复对同一个暗示出现发泄，并且发泄没有缓解或者停止，则应该改写你的暗示。

第四章
加深技术

简 介

催眠深度（hypnotic depth）这一古老概念是一个谬误，因为它所建立的分类指导原则（似睡期、僵直期和梦游期）只限于测量躯体型暗示感受性的来访者的深度。

我们现在知道的事实是情绪型暗示感受性的来访者也有不同程度的接受性，情绪型暗示感受性的来访者的似睡期、僵直期以及梦游期与躯体型暗示感受性的来访者是大相径庭的。

来访者能进入多深的催眠深度并不重要，重要的是他对暗示如何做出回应。一个人对暗示的接受程度可以表明他所到达的催眠深度。作为一个催眠治疗师，如果你知道在催眠状态中如何鉴别和维持来访者最易接受暗示的状态，那你就有了明显的有利条件去利用这种状态处理问题。既然暗示感受性问卷测量了来访者潜在的暗示感受性（也是导致问题的暗示感受性），在帮助客户消除问题时最理想的状态就是达到来访者独特的暗示感受性。

基于这些新的信息，你会发现本章更准确的题目应该是"强化暗示感受性"，因为深度事实上是指强化来访者接受能力的催眠影响。即使"深沉地睡着"这个暗示也一定要看作一种修辞手法使用，而不是字面意义上的暗示。这给了来访者一种错觉，即催眠师获得更多控制权，而来访者更深地进入了自己的内心世界，但这只是一种错觉。"逃走"或者"完全放下"这样的词有相同的或者更好的效果，只要你的引导前谈话阐明了催眠状态和催眠深度的本质。来访者最好去想着接受能力和对暗示反应的强度，不去想催眠深度，因为许多人不能感受到生理上的深度。但是既然多数人相信催眠是一种深层的状态，那么我们所说的"深沉地睡着"，只是在利用他们的期待。

因为已经确立的资格，所以"深度"这个术语会继续沿用，并且似睡期、僵直期和梦游期这三种分类方法也将继续使用。其原因是，这些词和催眠广泛联系很长时间了，术语的改变只会让人们觉得困惑。

加深技术

为了有效地增加来访者的催眠深度，催眠师必须使用至少一个下面所说的技术，有时则要用到全部。

1. 建立契合关系（rapport）
2. 消除对失控的恐惧感
3. 增加在催眠状态中的时间
4. 成功地挑战来访者
5. 使用快速反应性催眠
6. 使用误导

建立契合关系或者营造良好的治疗关系氛围，完全是催眠治疗师的责任。在治疗过程中展现合理的自信，对于发展来访者的信任和积极预期是很有必要的。同时，不要表现出自负或者支配控制的态度，也是极其重要的，因为有太多关于催眠的讹传，包括支配和控制的想法。永远不要说些荒谬的表述，例如，"**我控制了你的思维，你在我的掌控中，你会服从我的指令**"。

在建立与来访者的关系中，保持专业性也是非常重要的。避免谈有关你个人的话题，以及其他案例的事情。你应该成为一个良好的倾听者。如果你有信心帮助来访者解决问题，就告诉他。如果你没有信心，但是你愿意尝试，也要向来访者说明，但是不要做任何保证。不要给出那些你不确定是否会有效的建议或者挑战。

不要诋毁其他的治疗师或者其他方法。许多时候，你的最好治疗效果都是在来访者经历过其他治疗方法但无效的情况下取得的。不要说催眠治疗优于其他方法，只能说，它仅仅是不同而已，可能更适合你的来访者。

绝对不要暗示来访者他无法听到周围的声音，这只会把他的注意力更多地拉向身边的杂音，而在你告诉他这个暗示之前他可能根本没有注意过那些声音。相反，你要利用这些分散注意力的声音达到你的目的，你可以说：

这些外部的声音是日常生活中的声音。它们不会分散你的注意力或者打扰你，只会让你变得放松。

当你让来访者感到你在引导他的暗示感受性时，有助于进一步建立契合关系。有些来访者在表达自己时有困难，尤其在他们的问题领域。在这种情况下，不定向（non-directive）的方法可能更有助于鼓励他们表达，而不是强迫或者引领的方法。一种方法是提问和来访者所说的话有直接关联的问题，这样可以搭上来访者的任何话题。提出问题只是为了澄清，直到来访者能自然地详述这个话题。另一种方法是提出一系列的是与否的问题，直到你有足够的信息去鉴别来访者的问题所在。

建立契合关系的另一个重要方面是消除来访者可能会有的对失控的恐惧感。一旦你获得了来访者完全的信任，并且消除了他的任何恐惧，催眠的深度就会自然而然地出现。引导前谈话是用来减少恐惧、消除误解、解释暗示感受性的工具。你要仔细学习第三章引导前谈话的内容，并且不要低估这一步的重要性。

绝不要试图通过一个可能代表恐惧的暗示或者意象去达到深度催眠，例如，暗示来访者会有一种失控或者坠落的感觉，或者让来访者想象他穿过一个漆黑的隧道或者掉到一个枯井里。相反，你要暗示你的来访者正在一级一级地走下台阶，他的手扶在坚固安全的扶手上，他感到很舒服。如果你看到任何害怕的反应，或者迈步时有点犹豫，此时你要让他感到他随时可以停下来。

第三个增加深度的技术是逐渐增加来访者处于催眠状态中的时间。处于催眠状态中时间越长，越有可能增加催眠深度，因为来访者的意识可以有时间漂走，他的身体能够分离，更多的遗忘很可能会发生。逐渐增加催眠时间的方法是非常有效的，可以安排来访者在每次会话中保持催眠状态的时间，在第一次保持催眠状态十五分钟，此后每次都增加两分钟，直到达到五十分钟。这就让来访者感到他的每次催眠都走得更深，而且时间的逐步增加也是不容易引起注意的。这种方法只能作为加深技术来使用，不能作为标准的催眠方法。在正常情况下，在一小时的会话中，让你的来访者处于催眠状态 15~25 分钟的时间就足够了。

成功地挑战来访者，不只可以增加深度，还可以消除来访者对抗催眠的想法，使他更深地逃到催眠状态中去。几乎所有的肌肉和情绪都可以被挑战。要记住一条规则就是在你挑战来访者之前，你要确定来访者对收紧肌肉的暗示做出了反应，或者他已经具备了情绪释放的动力。比如说，眼部挑战，在你发动这种挑战之前，来访者的眼部应该出现一些活动，这表明你关于眼睛闭紧的暗示正在起作用。而关于笑的情绪挑战，在你给出挑战前，要等到来访者的身体表现出笑的反应，如痉挛式的颤抖或者肌肉活动。

开始眼部挑战时，要让你的来访者向后坐在椅子上，闭上眼睛。然后开始说一个与他有关的、不容置疑的事实：

你的眼睛是闭着的。

继续说：

你感到你的眼皮在闭紧。

观察眼皮的反应，看它们是否向下收紧。如果上述情况出现，就发动挑战，绝对不要猜测。如果你仔细地观察来访者的反应，听话照做了，那么每个挑战都会奏效。一旦你看到眼皮闭紧，你暗示一遍已知的事实，然后就可以转入挑战了：

现在你的眼皮正在紧闭着，他们紧紧地黏在了一起，你没办法睁开他们。

此时，打一个响指，或者提高声音，说：

你可能尝试睁开眼睛。

接着，逆转：

但是你越是尝试，他们就黏得越紧。

最后，加强一下：

你没办法睁开眼睛。

眼睛不能睁开的暗示成为支配性的暗示，尝试睁眼则成为较弱的暗示。此时，你要说：

眼睛闭得越来越紧。

最后，暗示来访者更深地进入催眠状态。

手臂僵直挑战在情绪型来访者第一次被催眠的时候是最有效的；但是对于躯体型来访者来说，在第一次和随后的治疗中都同等有效。

为了实施手臂僵直挑战，你要通过手臂抬起测试使来访者转入催眠，然后让其移到躺椅上，做渐进式放松，暗示他进入得更深。接着，抬起来访者的手臂，使它完全伸展出去。从下面抓住来访者的肘部以支持他手臂的重量。然后稍微抓紧其肘部，并暗示你正把他身体中的紧张放到他的手臂上。告诉你的来访者你会从五倒数到零，每数一个数，手臂的肌肉都会绷紧。数到二时，手臂就会锁住，数到零时，手臂会非常坚硬，就像一根钢条。每个数字都应该用更多父亲式的语气说出来，加强肌肉绷紧、关节锁住的暗示。数到零的时候，打一个响指，告诉你的来访者他的手臂被锁住了。你的手在其手的位置，在你试图进行手臂僵直挑战之前，应该能感觉到来访者肌肉绷紧，肘部锁住。如果你没有感觉到绷紧和锁住，就让你的来访者放松，进入得更深。只有当你感到肘部锁住、肌肉绷紧时才能进行下一步的挑战：

现在你的手臂绷紧，手肘锁住，你不能够弯曲你的手臂。你可能在尝试，但是你越尝试，你的手臂绷得越紧。

给他几秒钟的时间去尝试，然后暗示：

当我向你的脉搏施加压力时，你的手臂会放松，身体的紧张会消失，你会深沉地睡着。

使用上面所描述的步骤，可以最大化达到手臂僵直的效果，同时还会让你准确地确定何时可以进行成功的挑战。

第五个加深技术是反应性催眠，意思是把来访者带出催眠状态，然后用方便再催眠的催眠后暗示迅速把来访者再次带入催眠状态，重复做多次。这种方法引发来访者的迷惑和混乱，能够非常有效地使其达到更深的催眠状态。

最后一种加深技术是误导。当面对一个情绪型来访者时，直白的暗示只起很小的作用，所以推理式或者误导式的暗示必须被使用。为了影响情绪型来访者的身体进入更好的深度，你要让他从一百倒数到零。如果他数错了，犹豫不决，或者忘了数数，他就会进得更深，此时，你会触碰他的前额。在他数数的时候你要注意观察他眼皮的活动。当他从数数中脱离的时候，他的眼睛会来回移动。此时触碰他的前额。无须说任何话，你暗示他会进得更深。如果你看不到他眼皮的活动，你的触碰也会将他从数数中摆脱出来，进得更深的推理也会起作用。

60%~70% 参加治疗的来访者是情绪型暗示感受性，在治疗或催眠加深过程中对他们恰当地使用推理式和误导式的加深技术，可以获得与用直白暗示催眠的躯体型来访者同样的效果。

误导技术同样也可以用于加深躯体型来访者的催眠深度。比如，在手臂抬起测试中，暗示你的来访者一条手臂在变轻，另一条在变重，持续地误导来访者，使其注意力从一条手臂转到另一条手臂，说：

你的右手臂和右手变得越来越轻，左手臂和左手变得越来越重；右，轻；左，重；右臂和右手，现在变得越来越轻，升得越来越高。

持续这个过程，频繁地变换。当手臂已经在腿上不能再向下落的时候，关于变重的暗示其实是否定了它自己；这会让来访者意识到自己的阻抗。误导使来访者变得困惑，让他放下防御，这会让关键词"变得更轻"更具有支配性。

第五章
性特征

躯体型和情绪型性特征介绍

躯体型暗示感受性和情绪型暗示感受性被应用于催眠，已经在前面的章节得到相应的解释。以下的讨论使用术语"躯体型性特征和情绪型性特征"来描述个体的"个性"和"行为"，这也涉及他们的人际关系。因为这种行为是由潜意识心智支配的，所以下面的说法似乎是恰当的：催眠治疗师，作为潜意识的行为学家，是在临床治疗中认识和利用这方面知识的专家。

在现今时代，越来越多的人开始意识到历史悠久的故事情节——"男孩遇到女孩，男孩爱上女孩，男孩娶了女孩"——并不太可靠，更别说是一个最佳的建立终身伴侣的标准了。离婚率急剧上升、婚姻咨询服务增长迅猛、心理学家和精神病学家的增多，无声地证明了旧系统的谬误。经历了太多痛苦，我们已经知道，仅靠爱与身体美不足以维持长期和亲密的关系。

已经有很多有关婚姻和睦的著作，但是几乎没有人研究性特征的相容性。因为"成年男女知道如何进行性行为和生殖，所以他们就会自动融洽相处"，这只能是个假定，而事实远非如此。

相反的性特征总是相互吸引，相反的特质在关系中会导致产生"火花"或化学反应。然而，在极端情况下，这也会导致情感冲突，因为两人在沟通方式、处理问题的优先顺序和需要上相反，所以会误解对方的动机和意图，从而触发不安全感。因此，理解性特征是建立融洽关系的先决条件。

因为自我意识，人们不乐意认为自己归属于某一种别，但是事实如此。虽然人的行为可能会有许多复杂的变化，并且在许多方面也拥有与他人行为相反的特征，情绪型和躯体型的性特征这两个类别适合所有人。有一点很重要，一个人不一定拥有与他的暗示感受性类别相同的性特征。一个情绪型性特征的男人或女人，可以是躯体型暗示感受性，也可以是情绪型暗示感受性，反之亦然。我们已经发现，暗示感受性对性特征有影响，但两者不应混淆。暗示感受性来源于母亲，性特征来自于父亲。在本章后文中将讨论性特征是如何形成的。

主要与次要的性特征

"性特征"是一个人的行为方式——不仅仅关于异性或我们所说的"性"，例如，爱情、情感、繁殖、婚姻——而是涉及所有的生活领域。"性特征"是性个性的表现，是指一个人个性化地整理、组织所收集的有关世界及他人的经验资料的一贯方式。

躯体型性特征的人向外表达他们对性的反应。他们经常把性以及身体的欲望、需要当作被接受的象征，证明他们是令对方满意的。他们用这种极端的性的内驱力来掩盖或抑制消极情绪。另一方面，情绪型性特征的人向内感觉自己的性反应。他们通过突出的情绪来保护身体，如，用恐惧或尴尬来保卫或抑制身体的感觉。

理解你自己以及客户的性特征方面的行为，能准确反映过去、现在和未来在人际关系、商业、性生活中的行为；也可以预测你的生活会走向何处。正确的理解可以允许你和你的来访者改变，从一个潜在的灾难性模式转到一个更快乐、更成功的生活模式；也可以帮助改善或消除某些曾在过去的人际关系中导致失败和伤害的性特征。

本章后文中的性特征问卷是为揭示主要和次要的性特征以及各自的程度而设计的，我们将随后做出解释。现在，你只需要知道你做的测试无所谓通过或失败。性特征的程度无好坏之分，他们只是简单地存在着。

如果某人有 60% 的躯体型性特征，则意味着大约 60% 的时间，他们将表现出躯体型性特征，这是他们的主要行为；然而，大约 40% 的时间，他们会表现出情绪型性特征，这是他们的次要行为。我们之前提到过相反的性特征在行为方面相互吸引，我们知道在一段关系中，60% 的躯体型 /40% 的情绪型性特征可能会吸引 60% 的情绪型 /40% 的躯体型性特征。次要行为给每个人理解和适应他们伴侣行为的先天能力。

当我们说的极端行为——情绪型或躯体型——在他们的关系中不能发挥好的作用时，次要行为的功能提供了我们稍后所讨论内容的背景。性特征的程度达到或者超过 80% 时，他们自身不具备足够的相反的行为来理解他们配偶的行为。这导致了冲突、挫折和不愉快。极端性特征的人会在历任关系中重复同样的消极模式，直到他们开始理解自己的行为和相反的行为。

尤其需要注意的是，主要性特征程度得分一样的人并不是完全相同的。我们可以用考试中的得分作为简单的例子。两个学生都在考试中得到 80 分，但是却是答对了不同的问题才得到相同的分数。如果 100% 是可能的最大得分，那么由许多可能的变量组合构成了个体性特征的特定程度。因此，两个人的躯体型性特征都得

60%的分数，可能表现出不同的躯体型性特征。两个70%的情绪型性特征的人表现出不同的情绪型性特征。

所以，不要期待一个类别里所有列出的人格特质都直接适用于你。诚实地看待自己，不要有任何先入为主的观念去试图证明什么，这对于你的成功是十分必要的。

你是谁？——测量你自己的性特征

当你完成问卷时，答案应该参照你目前或最近的重要关系，除非问题特别要求先前关系的资料。如果你目前的关系仍在"蜜月期"，那么你应该根据上一段关系的经验来回答所有问题。

蜜月期通常是一段关系开始的短暂时间，但是，在某些情况下，可能会延续好几年。那么，你怎么辨别自己还在蜜月期呢？如果你认为你的伴侣是完美的，如果你和你的伴侣从不吵架，如果你仍在努力表现，以确保你的伴侣只看到你"好"的一面，你可能还是在蜜月期。如果是这样，要回答这份问卷调查，就应该调取其他一些重要的长期关系的记忆，即经历了蜜月期，已经转到"真正的生活"之后的关系。

记住，在你的性特征构成中没有"绝对的"百分比。这个百分比仅代表你与一个特定伴侣在一起时是如何互动的。换句话说，你和你的伴侣可能用自己的百分比反映对方在性特征刻度上另一端的百分比。伴侣和你在一起用极端情绪型或者极端躯体型的方式行动，会促使你的主要性特征的百分比向上增加。同样，你可以通过缓和自己的性特征的表现，把你的伴侣正上升的性特征水平降到"安全"的范围内（即50%~75%）。

对于几段不同的关系，需要相应地做几次测试，以获得对你目前的行为方式或潜在行为方式的更多洞察。只是要确保，你始终坚持基于同一段关系来做同一套问卷。

两个问卷内容包含相似但不完全相同的问题。选择答案前要仔细阅读每一个选项。做第二份问卷时，不要查看在第一份问卷上你是如何回答类似问题的。

如果问题涉及一个偶然的行为，不要回答"是"，因为这样会导致你的最后得分不准确。逐字地仔细阅读这些问题，如果题目问你是否比你的伴侣"更多"或"更经常"感觉某事或做某事，那么，如果你和你的伴侣同样或同样多地感觉此事或者做此事，你应该回答"不"。只有你感觉或者做得更多、更经常时，你才能回答"是"。同样地，如果题目问你是否比你的伴侣更少或者更不经常感觉某事或者做某事，如果你的所做所感跟你的伴侣同样或者同样经常时，你应该回答"不"。对于特定的事情，你的所作所感少于你的伴侣或者不如伴侣经常时，才能回答"是"。

如果你有一个伴侣，你可能想让他或她也填写问卷，以你们目前关系（非蜜月期）的资料为基础。在讨论你们的答案相似或不同时，你可能会发现关于你们之间关系的一些很有趣的东西以及你们是如何互动的。

性特征问卷（一）

1. 在本问题中，我们将使用术语"父亲"来指父亲、继父、亲戚或其他主要角色榜样——最影响你和你生活的男性人物；我们将使用术语"母亲"来指母亲、继母、亲戚或其他主要角色榜样——最影响你和你生活的女性人物。如果不止一个答案适合，两个都回答"是"。如果你的父亲展现一个或多个所列行为，你要回答"是"。

a. 当你在9~14岁之间，你的父亲比你的母亲有更强的占有欲，或者更多地在身体上、口头上表达关爱吗？

是□　否□

b. 当你在 9~14 岁之间，你是由母亲独自抚养的吗？

是□　否□

c. 当你在 9~14 岁之间，你是由父亲独自抚养的吗？

是□　否□

2．如果你的伴侣想结束一段你还想继续的关系，你发现你的思绪常回到伴侣那里，你的精力用于恢复关系上，以至于发现在其他事情上很难集中精力吗？

是□　否□

3．在你的生活中，关系对你来说是第一位的吗？

是□　否□

4．你喜欢选择和送礼物给伴侣吗？

是□　否□

5．你觉得你表达对伴侣的感情和爱多过他对你的表达吗？

是□　否□

6．你的伴侣在别人面前对你关爱或讨好你，你会感到舒服吗？

是□　否□

7．如果你怀疑伴侣欺骗了你，你会倾向于责备使你的伴侣误入歧途的那个人吗？

是□　否□

8．你比伴侣更容易表达亲密的感情和态度吗？

是□　否□

9．你能很容易地接受伴侣在先前的婚姻或关系中的孩子吗？

是□　否□

10．比起你的伴侣，你是否比他／她更易嫉妒或者更有占有欲？

是□　否□

11．当你和伴侣做爱时，你希望或者尽可能延长时间或者短暂的休息后马上再来一次吗？

是□ 否□

12. 你希望伴侣比现在更性感地接近你吗？

是□ 否□

13. 回顾以前的某段关系，你曾被断然拒绝，以至于你经历了巨大的身体或情绪上的痛苦吗？

是□ 否□

14. 在过去的一段关系中，你感觉自己被拒绝，你会极端愤怒、发脾气、报复你的伴侣，或有暴力行为吗？（如果你觉得有一个或更多的这些行为，就回答"是"。）

是□ 否□

15. 当你第一次遇见一个对你有性吸引力的人，最初吸引你注意的是他／她腰部以下而不是腰部以上的身体部位吗？

是□ 否□

16. 你比你的伴侣在社交上更外向吗？

是□ 否□

17. 当你们的关系出现了问题，在关系稳定之前，你觉得需要和伴侣"说出来"，而不是让事情平息吗？

是□ 否□

18. 在一段关系中，你需要你的伴侣告诉你，你和他／她的关系处于什么位置吗？

是□ 否□

19. 你比你的伴侣更需要经常做爱吗？

是□ 否□

20. 当你们正在做爱的时候，你喜欢伴侣谈论他／她的感受和体验吗？

是□ 否□

性特征问卷（二）

1. 在本问题中，我们将使用术语"父亲"来指父亲、继父、亲戚或其他主要角色榜样——最影响你和你生活的男性人物；我们将使用术语"母亲"来指母亲、继母、亲戚或其他主要角色榜样——最影响你和你生活的女性人物。如果不止一个答案适合，两个都回答"是"。如果你的父亲展现一个或多个所列行为，你要回答"是"。

a. 你在 9~14 岁之间，你的父亲比你的母亲对你有更少的占有欲或者更少在身体上和口头上表达对你的关爱吗？

是□　否□

b. 在你 9~14 岁之间，你是由母亲独自抚养的吗？

是□　否□

c. 在你 9~14 岁之间，你是由父亲独自抚养的吗？

是□　否□

2. 你期待得到的性快乐往往超过你实际体验到的性快乐吗？

是□　否□

3. 在与你的性伴侣发生关系时，为了得到或保持性冲动，你会经常幻想与不同的伴侣或进行另一种性行为吗？

是□　否□

4. 你发现自己经常想要在伴侣之前尽快结束性行为吗？

是□　否□

5. 在与伴侣做爱的时候，伴侣的猛烈激吻让你失去性趣而不是引起性趣吗？

是□　否□

6. 在晚上或做爱的时候中，在你和伴侣有过性行为后，他／她通常会在你之前想要再次做爱吗？

是□ 否□

7. 性爱之后，你感觉立刻想入睡，身体从伴侣身边移开或者从事一些非性活动（阅读、看电视、洗澡等），而不是与你的伴侣偎依在一起吗？（如果你心里有这样的愿望，无论是否你真的做其他活动，都回答"是"。）

是□ 否□

8. 一个关系的新鲜感消退后，你发现你的性冲动减少到明显低于伴侣的水平吗？

是□ 否□

9. 回想你以前关系结束的时候，你的脑海中已经有了一个新的伴侣，或者是在关系结束之前你已经与别人有关系了吗？

是□ 否□

10. 如果你的伴侣在做爱的时候谈论性行为，你发现很难专注于你的性感觉吗？

是□ 否□

11. 如果你的伴侣在公共场所抚摸你、吻你、抱你，你会感觉舒适吗？

是□ 否□

12. 你比你的伴侣更经常找借口不与对方做爱吗？

是□ 否□

13. 你和伴侣解决一次争吵或者分歧后，你通常比伴侣需要更长的时间"原谅和忘记"，从而才有心情与他／她做爱吗？

是□ 否□

14. 不得不频繁给地你的伴侣以安慰和赞美，你会感觉麻烦或烦恼吗？

是□ 否□

15. 你似乎比你的伴侣需要更多的独处时间吗？

是□ 否□

16.你不是讨论你们的关系，而是通常秉持的态度是"只要我不抱怨，一切都会好"吗？

是□ 否□

17.当你和伴侣做爱，如果你的伴侣明确地谈他／她的感觉或者在做什么，或者让你也谈谈你的感觉或在做什么，这会让你不舒服吗？

是□ 否□

18.当你第一次遇见对你有性吸引力的人，最初吸引你的身体部位是他／她腰部以上而不是腰部以下吗？

是□ 否□

19.你认为你能在同一时间爱上不止一个人吗？

是□ 否□

20.你的伴侣比你更经常想要性吗？

是□ 否□

性特征问卷的评分

（1）问卷（一）的1a中，回答"是"则得5分，问卷（一）中的1b或1c，回答"是"则得0分。

（2）数出问卷（一）中回答"是"的总数，然后乘以5。

（3）问卷（二）的1a中，回答"是"得5分，问卷（二）中的1b或1c，回答"是"则得0分。

（4）数出问卷（二）中回答"是"的总数，然后乘以5。

（5）将两个问卷中的得分相加。

（6）在下面的评分表中，在横坐标上找出两个问卷的总分并圈出来。

（7）在评分表的纵坐标上找到问卷（一）的得分并圈出来。

（8）在评分表中，从问卷（一）得分处画出一条水平线，然后从总分处画出一条垂直线。

（9）两条线相交处的方格里的分数反映了躯体型性特征的百分比。用100%减去该数得到的分值代表情绪型性特征的百分比。

评分的解释

问卷（一）中如果你的得分等于或大于50%，那么，你是躯体型性特征占主导。用100%减去问卷（一）得分，就能得到你的情绪型性特征所占的百分比。

问卷（二）中如果你的得分等于或大于50%，那么，你是情绪型性特征占主导。用100%减去问卷（二）得分，就能得到你的躯体型性特征所占的百分比。

问卷（一）＋问卷（二）＝总分数

问卷（一）分数	200	195	190	185	180	175	170	165	160	155	150	145	140	135	130	125	120	115	110	105	100	95	90	85	80	75	70	65	60	55	50
100	50	51	53	54	56	57	59	61	63	65	67	69	71	74	77	80	83	87	91	95	100										
95	48	49	50	51	53	54	56	58	59	61	63	66	68	70	73	76	79	83	86	90	95	100									
90	45	46	47	49	50	51	53	55	56	58	60	62	64	67	69	72	75	78	82	86	90	95	100								
85	43	44	45	46	47	49	50	52	53	55	57	59	61	63	65	68	71	74	77	81	85	89	94	100							
80	40	41	42	43	44	46	47	48	50	52	53	55	57	59	62	64	67	70	73	76	80	84	89	94	100						
75	38	38	39	41	42	43	44	45	47	48	50	52	54	56	58	60	63	65	68	71	75	79	83	88	94	100					
70	35	36	37	38	39	40	41	42	44	45	47	48	50	52	54	56	58	61	64	67	70	74	78	82	88	93	100				
65	33	33	34	35	36	37	38	39	41	42	43	45	46	48	50	52	54	57	59	62	65	68	72	76	81	87	93	100			
60	30	31	32	32	33	34	35	36	38	39	40	41	43	44	46	48	50	52	55	57	60	63	67	71	75	80	86	92	100		
55	28	28	29	30	31	31	32	33	34	35	37	38	39	41	42	44	46	48	50	52	55	58	61	65	69	73	79	85	92	100	
50	25	26	26	27	28	29	29	30	31	32	33	34	35	37	38	40	42	43	45	48	50	53	56	59	63	67	71	77	83	91	100
45	23	23	24	24	25	26	26	27	28	29	30	31	32	33	35	36	38	39	41	43	45	47	50	53	56	60	64	69	75	82	90
40	20	21	21	22	22	23	24	24	25	26	27	28	29	30	31	32	33	35	36	38	40	42	44	47	50	53	57	62	67	73	80
35	18	18	18	19	19	20	21	21	22	23	23	24	25	26	27	28	29	30	32	33	35	37	39	41	44	47	50	54	58	64	70
30	15	15	16	16	17	17	18	18	19	19	20	21	21	22	23	24	25	26	27	29	30	32	33	35	38	40	43	46	50	55	60
25	13	13	13	14	14	14	15	15	16	16	17	17	18	19	19	20	21	22	23	24	25	26	28	29	31	33	36	38	42	45	50
20	10	10	11	11	11	11	12	12	13	13	13	14	14	15	15	16	17	17	18	19	20	21	22	24	25	27	29	31	33	36	40
15	8	8	8	8	8	9	9	9	9	10	10	10	11	11	12	12	13	13	14	14	15	16	17	18	19	20	21	23	25	27	30
10	5	5	5	5	6	6	6	6	6	6	7	7	7	7	8	8	8	9	9	10	10	11	11	12	13	13	14	15	17	18	20
5	3	3	3	3	3	3	3	3	3	3	3	3	4	4	4	4	4	4	5	5	5	6	6	6	6	7	7	8	8	9	10
0	0	0	0	0	0	0	0	0	0	0	0	0	0	0	0	0	0	0	0	0	0	0	0	0	0	0	0	0	0	0	0

84

性特征是如何形成的

一般来说，性特征是由父亲或类似父亲角色的人决定的，并且在孩子 9~14 岁之间形成。男孩和女孩一样，如果他们感觉父亲比母亲更多地用肢体语言公开表露感情，他们就更可能出现躯体型性特征。相反，那些感觉到自己母亲或类似母亲角色的人比父亲在躯体方面更占优势、更留意的人，更容易发展出情绪型性特征。

当一个孩子是在单亲家庭长大的，可能有一个阿姨或叔叔、老师或家庭的朋友和孩子相联系来代替缺失的父母角色。那么，性特征是由真正的父母和替代性父母公开表露感情的对比度来决定的，如同两人都是亲生父母一样。我们从中可以看到，即使是与亲生父母都分离的孩子的性特征，也是由从父亲角色得到的躯体上的关爱和接触的数量与从母亲角色得到的关爱相比较来决定的。如果孩子得到来自父亲的躯体的关爱多于母亲，那么孩子更可能发展为躯体型性特征。如果孩子得到来自父亲的躯体的关爱少于母亲，那么孩子更可能发展为情绪型性特征。另外，这种特征的形成的关键期是 9~14 岁（为了书写简便，我们在讨论性特征如何在儿童时期形成的时候，提到父亲或母亲都可能包括替代的父亲或母亲）。

一般来说，情绪型性特征的父亲抚养的孩子将发展出情绪型性特征，而躯体型性特征父亲的孩子将发展出躯体型性特征。让我们看看这是如何发展的。

躯体型性特征男性的行为是外显的，他们会向外表达自己的情感。他用肢体语言公然表露感情，说话时触碰他人，并且享受和他人的身体接触。作为父亲，他表现相同的行为，搂抱、触摸、拥抱、亲吻自己的孩子。他可能让宝宝在他的膝上弹跳，把他轻轻抛上空中，或者通过类似的身体接触逗宝宝发笑。这些行为奠定了孩子成人后最可能形成的躯体型性特征的基础。

正如我们前文提到的，在大多数的关系中，男人与女人会有相反的性特征。因此，相比之下，拥有情绪型性特征的母亲在行为中和孩子有不够明显的或者较少的身体接触。当然，她会抱起婴儿亲切地照顾孩子，但她的行动更具有目的性。她的目的是为了应对宝宝需要，换尿布、喂食、洗澡或给孩子穿衣服。

随着孩子的成长，躯体型性特征的父亲继续享受并寻求机会参与孩子的生活，他骄傲地分享他的学校生活、体育活动和社会活动。与此同时，父亲和母亲间的行为模式对孩子来说是很明显的。他注意到自己的躯体型性特征的父亲身体上主动表示并追求母亲的情感，恳求她言语的和身体的安慰。另外，母亲似乎是安静和害羞的，喜欢被追求，而不是主动地追求。孩子学到为了继续获得母亲的关注和喜爱，就不得不公然追逐她并引起她的注意。这样在许多方面，孩子与父亲进行竞争以获得母亲的关爱，并且将此方法应用到将来自己成年后的亲密关系中。

与躯体型性特征的父亲在一起，孩子变得对身体的接触和关爱表示舒适，并且表现出与母亲有关的这种行为。在这种情况下，孩子学到主动寻求他想要的东西，寻求身体的接触和关爱。他／她学到"如果你想要什么，就去得到它"。于是，孩子学习了躯体型性特征。

另外，拥有情绪型性特征的父亲和躯体型性特征的母亲的孩子会在他的成长期看到完全不同的画面。父亲的情绪型性特征使他的行为不如母亲那么外显，母亲更倾向于身体上的关注。

当孩子看到父母的关系并且模仿父亲的情绪型性特征的行为，孩子就学会了坐下来并等待被接近。他把母亲看作父母关系中的侵略者。他看到父亲不主动出击向外表达感情，看到父亲似乎不是特别喜欢身体的接触和关爱，就像模压成型，孩子成了情绪型性特征，学会了"如果你想要什么，等着，它会来找你。"

以上所说是一般常态。然而，有时孩子会发展出和父亲相反的性特征。更具体地说，这是因为性特征是孩子如何感知父亲表现出来的行为的结果。由于父母关系的情况、社会经济背景，或因其他太多原因，孩子的行为可能并不总是与父亲的性特征一致。

不管是什么原因，学习到躯体型性特征的孩子也学到了用身体表达情绪是舒适的，而学习到情绪型性特征的孩子则是在内向或不表达情绪时感到舒服。有一个人类本性的法则，促使我们寻求和喜欢我们所知道并理解的事物，会对我们不知道或者不理解的事物表示抗拒或者威胁。有些新事物对我们有好处并不紧要，我们抗拒它只是因为它对我们来说是未知的。这个基本法则是我们性特征的很强的决定因素。躯体型性特征的人可以理解情绪的身体表达，并且在孩子时期不知道它会缺乏。因此，成年以后，躯体型性特征的人试图重新创造出孩童时的舒适环境，追求身体的接触和关爱，如果缺乏则视为威胁。相反，情绪型性特征的人知道并理解情绪外在表达的缺乏，他们会对相反的行为感到威胁。因此，性特征是对我们感觉不舒服行为的一种防御。

异性相吸是一个基本的自然规律，肯定无疑，在人类的性特征领域更是如此。它是相互制衡的自然系统，可以保持世界的平衡。一位男性的性特征为 70% 的躯体型和 30% 的情绪型，他会很好地适应与一位 70% 的情绪型和 30% 的躯体型女性的关系。相反的性特征在他们之间产生了"火花"或化学反应。性特征在程度上和类型上越是精确地相反，越能引起更多的化学反应。此外，他们不仅身体上互相吸引，而且也彼此提供使对方欣赏的互补行为特征。

然而，极端相反性特征的人相互吸引注定是个灾难。如果一个男人和一个女人在量表上不同两端得分为 90% 或以上，他们的关系通常是一段持续的情感烟花。他们在观点和需求上如此不同，以至于他们所做的不能满足对方的需求。当冲突出现时，他们倾向于把伴侣的需要看作对他们自然行为的威胁，并把自己保护起来。

从心理层面上来说，原因是双重的：

首先，伴侣的要求通常需要他们表现出一些他们试图抑制的非常行为。躯体型性特征的人要求他们的情绪型的伴侣更热情、更深情；情绪型性特征的人要求躯体型的伴侣给他们更多的空间并且不需要太经常的性生活。

其次，还有一个突出的人类本性的法则：我们对别人的判断往往基于对我们自己和过去的经验。由于极端的性特征很少有甚至没有相反行为的知识和经验，他们没有理解它的基础，更不接受它。所以，回顾我们所说的，性特征是一种防御机制，我们可以准确地推断出，极端性特征的人防御性太强、太死板而不能保持一段健康的关系。因此，极端性特征的人将会在实现两性关系幸福的目标中经历极大的冲突和伤痛。

一些人已经找到一个临时的解决方案来吸引相同或稍低的性特征的伴侣。虽然这最大限度地减少了潜在的冲突，但并不是一个持久的解决办法。在关系中相同的性特征通常不能提供维持持久关系所有必要的成分。关系中的两个情绪型性特征的人将会彼此竞争，两人都不能满足他们对支配权的需求。在两性关系中，躯体型性特征的人需要把情绪型伴侣从内向中引领出来，情绪型性特征的人需要允许躯体型的伴侣内在更加自信。

这个问题的更长久的解决方案是在关系中修正行为。依据性特征，最佳的调整是使躯体型和情绪型的性特征分数接近50/50。这使得极端行为开始软化防御机制，这种机制通常是出于无知或错误信息所致。我们本能地害怕我们不理解的东西，但是对相反行为的训练和接纳会消除恐惧并让我们放下戒备。然后我们可以开始采取一些相反方面的积极行为，从而适应关系中伴侣的需求。

稍后，我们将把注意力放到如何改变个体性特征上，这是为了实现或至少接近理想状态。

　　幸运的是，通过详尽的测试和咨询我们已经认识到，在性特征上是 100% 的躯体型或 100% 的情绪型的人相对较少。在人类个性的所有方面，很少发现一个行为是非黑即白完全极端的男人或女人。大部分人倾向于处于极端状态中间的某个位置。当一个人的行为接近中间的刻度，则标志着平衡的行为，他能保持亲密和距离所需要的平衡，因为他有情绪型和躯体型性特征的平衡，他能更好地吸引和维持成功的人际关系。

躯体型性特征的女性

　　当我们说一个女性属于躯体型性特征，这并不意味着她没有情绪感受，她用身体保护自己的情绪，因此，她需要大量的身体关爱。女性在年龄很小的时候就可以形成躯体型性特征，如果她受到来自父亲的许多身体上的关爱和（或）她模仿父亲角色的行为。同样地，作为成年人，如果一个女性和情绪型性特征的男性相处，并且遭到了拒绝，她会变得更加具有躯体型。在所有失去或被拒绝的情况下，躯体型行为表现得更加夸大。如果她已经是躯体型的，那么她将变得更具有躯体型。

　　躯体型性特征的女性在行为中努力表现出完美的伴侣的刻板形象。由于别人如何看她对她有强大的影响，并且她本人属于视觉型，所以她的衣服和整体外表对她来说非常重要。她有相当的时间一部分都致力于保持她的外表。她比情绪型的女性更自信于自己的吸引力，更能够对自己的身体感觉满意。与情绪型的女性不同，躯体型的女性对妻子和母亲的角色感觉舒适，很少有发展独立或经济独立的需要。躯体型的女性想要取悦伴侣，如果遭到伴侣的批评就会深深地受到伤害。在每一个方面，极端的躯体型女性都试图表现出女性气质，下文将详细说明其具体细节。

90%~100% 的躯体型性特征的女性走路时脚尖朝外，代表她身体向外的接受性。她的性欲旺盛，并且从性的角度看男人。她每天可以有一次或者五次性生活。当性生活受挫时，她可能会出现生理问题，影响卵巢、子宫、膀胱、肾脏等。她有很强的虚荣心，倾向于夸大她的需要来证明她有女人味并被接受。孩子和家庭生活对她来说很重要。有时候她有不成熟的倾向，通常在恋爱中占有欲极强、嫉妒心极强。

如果躯体型的女性与沉默寡言或者含蓄的男性交往，得不到恭维称赞，她会觉得被拒绝而受伤害或生气。当发现自己迎合伴侣，且在一段关系中容易受伤害并被控制，因为她有被接受的需要和渴望。通常，她觉得在关系上她比伴侣投入了更多的精力。事实上，她完全沉浸在一个关系中，以至于投入极大量的时间和精力去思考它。在开始的时候，她通常盲目不切实际地看待她的伴侣，而当问题或误解发生时，她无法接受事实：他并不是她原以为的那个人。

得到伴侣的关爱和接纳对她而言很重要，例如，握着她的手、为她点燃香烟、为她打开门等。她对来自伴侣的批评过于敏感，当她在关系上受伤时，她怀恨在心并倾向于把以前他说的伤害她的话都还给他。她总是心怀怨恨，即使在数年之后还是会反复提及，当然这会在关系中引起问题。然而，在她从争吵中平静下来后，她是最快道歉的。在那个时候，她极其爱伴侣，对伴侣有同情心，甚至想用做爱来弥补，但很快她的愤怒因为再次被拒绝而被激发。如果她性方面被接受并且感觉到性满足，她将其解释为情感的接纳。然而，争吵过后，她的情绪型伴侣会发现自己很难或不可能进行性活动，这再次引起她相当大的拒绝感。

躯体型的女性依据身体的感觉进行活动，经常凭直觉行事。

因此，当她不高兴的时候，很难和她解释任何逻辑或是理性的想法抑或与她讨论事情。她按照字面意思直白地理解他人的话，但是用推理的方法表达自己的意思，事实上她不能理解他人的含蓄的意思。很可能她的伴侣是情绪型性特征的男性，用推理的方式接受信息，按字面意思直白说话。一旦情绪创伤或争吵发生，理解和表达的冲突通常也会出现。在感情发生剧变之前，伴侣双方（尤其是躯体型的）都应该放下防御，使彼此的交流成为可能。

躯体型的女性能够很好地进行性活动。不过，如果她由于被拒绝，性罪恶感或者感觉缺乏信心而到达一个紧迫阶段，她可能只关注阴蒂的感觉，并可能无法达到性高潮，除非阴蒂不断被刺激。因为性交过程中阴蒂很难被刺激到，在这种情况下，躯体型的女性可能会开始相信她性能力不足。在正常情况下，她相信她能完美地进行性活动。她感到由于乳房区域和阴蒂受刺激而唤起极大的性欲。在性行为中，她需要强烈的刺激和身体的触摸。与情绪型性特征的女性不同，躯体型的女性进行性行为时产生巨大的身体热量，这使她获得性满足。伴随着收缩，痉挛性颤抖，身体温暖和湿润，她能够在身体和情绪上都得到释放，并能多次性高潮（orgasm）。另外，情绪型女性通常仅仅会经历性高峰（climax）——较小的释放，或只是刺激结束。

虽然躯体型性特征的女性经常经历性高潮，但如果她存在一些性压抑的想法，她可能只会有性高峰。然而，躯体型女性比情绪型女性可以更快地从性高峰转化为性高潮。

情绪型性特征的女性

情绪型性特征的女性用情绪来保卫她的身体感觉。她有一种内在的情感需要，她觉得必须得到满足，因此，她通过表现出相反的行为和退缩到自己内心来掩盖躯体的需要。

情绪型性特征的女性有一些共同的行为特征。例如，她通常表达自己时会感到困难且倾向于感受情绪胜过表达情绪。她拥有与躯体型性特征的女性十分不同的生活。在一段关系中，她不喜欢被认为是一个从属伴侣，而希望是一个平等的伴侣。她往往是较深地致力于工作和事业，甚至可能参加妇女解放团体。她对个人身份的显著需求使她参加了所谓的男人世界的竞争。尽管她能够对男老板有极大的忠诚，但她仍然会是一个对总经理和行政管理职位有竞争威胁的对手，她需要作为个体被接受，并且需要在职业上得到发展。

比起躯体型性特征的女性（她们认为其他女人是威胁），她更倾向于有女伴侣，并公开欣赏其他女人的身体。她会寻找其他女性身体的吸引点，因为她从未对自己完全满意过。

就像情绪型的男性，情绪型的女性在体育运动中更倾向于参加而不是观看。在她的爱好或运动中，更喜欢其中刺激或危险的元素。她的穿着比躯体型的女性更保守。

在婚姻和关系咨询中需要记住情绪型性特征的女性有性周期，这意味着她每 3~7 次感觉到一次性刺激渴望，有时，仅一个月一次。当关系开始时，她经常想要性，但随着关系变久，她的性欲随之消散。性活动后她喜欢立刻避免身体接触。如果她感觉过于被控制，或做爱前发生争吵，那么就不能唤醒她的性欲。性刺激开始在她的脑海中，而不在她的身体上，所以她一定要心理舒服，才可以享受性爱。

情绪型性特征的女性倾向于感觉身体发冷，尤其是手和脚。她在远离性器官的部位感受性刺激，如颈部、耳、腹部、手臂、腿和脚。轻轻地、温柔地抚摸阴道部位也可以让她感受到刺激。很多情况下，当伴侣达到性高潮时她会感到高度刺激，因为这将她的注意力从自己的性感觉上移开，使她感到性满足。一些情绪型性特征的女性会因为她们的伴侣感到满意而感到自己满意。100%情绪型性特征的女性从接吻或身体刺激中很少或不能唤醒性冲动，相反，她们会因此而恼火。约 10% 的女性不能因外部刺激而产生性冲动。

对性行为的期待是情绪型性特征女性的一个非常重要的因素，所以应避免计划活动。如果她觉得伴侣回家期待性爱，如果这是他每天的习惯，她会感到害怕，并开始想各种方法去避免发生性。她可以熬夜到很晚，直到她的伴侣疲倦并睡着了。她会假装头痛或真的变得头疼。如果她有孩子，她可能会说，孩子会来打断干扰。如果她工作，可能会说她太累了。她会拖延，找借口不去做爱。在性方面她越是有压力，就越是退缩到自己的情绪壳中去。

女性性高潮可以从 0 分到 100 分来衡量，从一个小小的痒感到身体的爆发和情感的释放伴随着收缩、痉挛性颤抖、身体的温暖、潮湿以及多重释放的能力。通常对于情绪型性特征的女性来说，兴奋的最佳状态是性高峰（climax），而不是性高潮（orgasm）。她可能会有性高潮，但在高潮的低范围之内，她的性冲动不是在爆发中结束，仅仅是结束而已。但是这并不意味着她最终无法达到高水平的性高潮。

多年的临床实践，我们发现没有一个性冷淡的女性。每个女性都能达到一种或另一种程度的性高潮。情绪型性特征的女性并不表示有性方面的问题，然而，如果女性不理解她的性行为，就可能相信她有问题，因此会创造出一个问题。如果一个情绪型性特征的女性不断告诉自己她性冷淡，或如果她担心她不能做爱，这些消极的想法就成为暗示，产生条件反应。头脑学会了冷淡、寒冷、恐惧这些词，身体会出现相应的反应。有时候情绪型性特征的女性假装达到高潮，然后开始感觉性爱不够胜任。

我们用片刻时间，试着去思考和感受 70%~100% 的情绪型性特征的女性在性交之前的所感所想。她有一种性失败的经历，因此，害怕性冷淡或不胜任。她的怀疑和恐惧使她高度易受暗示。她的心智接受有关失败的推断，性冷淡的暗示开始影响她的身体。情绪型女性的潜意识直接理解暗示，而不经过理性的过滤。一开始性关系，潜意识收缩血管紧贴皮肤。由于皮肤缺乏血液流通，会变冷，任何摩擦皮肤表面的行为都会让她怕痒或不舒服。然后皮肤向大脑发出信号，索要更多血液，使血液快速向内奔流保护身体的器官。交感神经系统被激活，肾上腺素分泌增加，心跳加快，痉挛性紧张或颤抖发生，同时器官试图迫使血液通过皮肤收缩的血管。这种痉挛性紧张或颤抖产生忧郁、抑郁或恐惧，女性感觉紧张，产生性反应迟钝。如果试图假装性享受，肌肉紧张和刺激的增加会使问题进一步恶化。如果性自然地发生，或者如果她喝了酒，在她有机会联想到性冷淡、不胜任的暗示之前，她可能会感到一些性冲动。根据情绪型暗示特征的水平不同，总体的反应也各不相同。

在治疗中，情绪型性特征的女性对性行为的恐惧可能引起性反应多方面的问题。如果是这样的话，她应该以实验的状态代替做爱的状态。为了使她的身体对性刺激做出反应，100% 情绪型性特征的女性必须拥有至少一个小程度的躯体型性反应。为了创造出所需的躯体型性特征，与性有关的催眠暗示应该间接地、推导地给出，以改变情绪型性特征女性的情绪防御。

躯体型性特征的男性

躯体型性特征的男性比情绪型性特征的男性更具有大男子气概的态度和外表。通常，比起聪明才智，他更关注的是他的身体和外表。他对女人很细心，喜欢公开地向她展示身体上的关心和关爱（为她开门、帮她穿脱大衣、在她坐下之前为她拉椅子等），有时他有极端的占有欲和嫉妒心。在关系的最开始，他认为自己在关系中具有主导地位。然而，一旦在性方面被拒绝或关系受到威胁，他的主导地位将很快消失。

躯体型性特征的男性有很强的性欲望，并且用许多精力来思考性。他必须满足那种欲望以使日常生活正常运转。他通常喜欢用双手工作，而不是在办公室里工作。他把精力投入到体力劳动，为了把他在性方面受到的挫折发泄出去。当他抑制性行为，或是缺少性行为时，他的身体可能变得容易生病，特别是前列腺问题。虽然他对性的需要始终存在，但环境可能并不许可，当性挫折增加，就会表现在他的身体上，造成前列腺的压力。这种情况在躯体型男性身上是很常见的，但在情绪型的男性身上极为罕见。

躯体型男性有强烈的性欲，这使他能够一晚做爱很多次，可以在床上度过整个周末，而情绪型的男性则不能。当躯体型男性达到性高潮时，他只释放一部分的精液。这就是为什么他在这么短的时间内能重复性行为。他从持续的或延长的性行为中获得比情绪型男性更多的快感，情绪型男性通过尽快地达到性高潮来尽力结束性活动。

躯体型男性从性爱中得到极大的满足，但是很多时候，他被情绪型性特征的伴侣所控制，因为她较少需要性爱。在关系的进程中，开始时他通常占主导地位并且很积极主动，但随着关系的发展他变得逐渐消极和被动。在极端的情况下，他变得如此消极被动，以至于他的伴侣甚至可能对他失去尊重。

他有强大的征服欲，因此假设性交时处于上面的体位可以使其得到很大的性满足，所有其他的性交姿势对他来说都是第二位的。在性交过程中，他经常口头表达所体验的情感和身体感受。他会极端地满足他的伴侣，并相信他是为她才做这些的。实际上，他这样做是为了对得起自己的自我形象，并且增强和延长自己的性体验。

躯体型的男性觉得自己在关系中付出很多，在婚姻和关系咨询中，我们通常发现努力使咨询奏效的是躯体型男性而不是情绪型男性，躯体型男性把更多的精力投入到和解中。一般来说，躯体型的男性和躯体型的女性通常是忠实的伴侣，只要获得足够的性来满足他们的性欲即可。同时，婚姻对躯体型男性比对情绪型男性具有更大的吸引力。

躯体型的男性通常喜欢孩子，婚姻中比较希望有自己的孩子。与情绪型男性相比，他们能够更好地和妻子或女友上次婚姻中的孩子相处。他们很享受家庭生活，喜欢与自己的伴侣分享大部分的社会活动和爱好。他们也非常关心运动，喜欢参与和观看体育运动。例如，相对情绪型男性来说更容易买体育比赛的长期票。在与其他男人的谈话中，他们感兴趣的话题范围是从性到体育再回到性。他们喜欢其他男人的陪伴，往往会有在一起参与体育和社会活动的铁哥们。

极端躯体型性特征的行为最消极的方面是，在一段感情破裂后，躯体型伴侣往往会受伤且难以自拔。他在恋爱中经常盲目地看待伴侣，把她奉为完人，看到他只想看到的。当关系发生破裂，他似乎永远不会明白伴侣并不是他原来所想的样子，这会引起他爱的感觉和目前关系破裂的现实之间的内在冲突。他所有的精力和思想不断转移到伴侣身边，无法专注于其他事情上。如果遭到强烈抗拒，身体会感觉不适或疼痛。

通常，结束关系多年后躯体型男性仍会感到伤害，仍会爱着他的伴侣。这可能会影响他各方面的功能。除非他了解和纠正了他的行为，极端的躯体型男性通常会一遍又一遍地结束同一类型的关系，这是因为他对于相反行为异性有自然的吸引力。即使他很警惕，也很容易被愚弄，因情绪型性特征的行为模式在关系开始时很像躯体型。一旦关系久了，他意识到他的伴侣的情绪型行为，但通常也太迟了。同样的问题会一遍一遍地发生在他身上。

催眠疗法和彻底理解情绪型性特征及躯体型性特征可以改变这种极端行为，从而产生性的平衡。使极端躯体型达到50/50的平衡相对极端情绪型更为容易，因为抑制身体的自我感觉比使已被抑制的身体感觉再显现出来更为容易。

情绪型性特征的男性

情绪型性特征的男性分配精力方式不同于躯体型性特征的男性。他以不同的方式看待女性、对待女性。他有不同的欲望和需要，当然痛苦也是不同的。

情绪型性特征男性的关系行为是可以预测的。他不喜欢向外表达关爱或经常赞美女性。相反，他认为，只要他不抱怨，她应该知道一切都好。他不喜欢为女性开门或拉椅子，他会限制妻子或女友对她们自己或家庭花钱，但他对自己和自己兴趣爱好是非常慷慨大方的。他总是第一位的。

情绪型性特征的男性强烈渴望新的一段浪漫的兴奋感，这促使他持续地寻找新感情，以至于经常处于拒绝女性的位置。因为他不断寻求浪漫和对伴侣长期的排斥，人们会假定他经常没有伴侣关系，但事实并非如此。他几乎总是会有至少一个女人在身边。

情绪型性特征男性有一种倾向，在大多数关系开始的时候表现出躯体型行为。然后，新鲜感消失的时候，他回到了原本的情绪型反应。另外，躯体型的男性在关系开始时表现出躯体型行为，之后变得更具有躯体型。这给情绪型男性一个有利条件，能够理解躯体型的功能，然而躯体型不能理解情绪型行为，因为他无法和此类行为有关联。

一旦蜜月期结束，情绪型性特征男性有 3~7 天的性周期，他既没有欲望也没有能力像躯体型男性那样频繁地进行性行为。当他达到性高潮时，将完全释放，以至于他不能一晚上做爱超过一次。在性行为时，他通过刺激伴侣兴奋、使伴侣满足而得到快乐。他受到视觉所看到的性行为画面的影响，享受作为被动的角色，更喜欢口交或者性交中让女性处于上面。在性行为过程中谈话或闲聊会使他分心或恼怒。

对于情绪型男性来说，性从精神上开始，他必须能够把思绪保持在性上，不能分神。他喜欢性是自发的，不会为了性交而请女性吃饭、喝酒。当他买礼物给女性，是为了满足自己拒绝她而产生的内疚感。因为他的伴侣通常是躯体型性特征的女性，比他更频繁地渴望性，他断断续续的性周期使她经常体验到被拒绝。

情绪型性特征的男性结婚较早，这一点不同于躯体型性特征的男性。他可能因为不同的原因结婚，可能因为责任感或是因为女人碰巧是他在特定时间约会的唯一的一个。很多时候，他娶的是一直在追求他的一起上学的朋友或一起长大的女孩。但这浪漫感会很快消失，他开始重新寻求浪漫。极端情绪型的男性通常反对有孩子，对女性怀孕有强烈不满，无论是他的妻子、情人或女朋友。因为他强烈的责任感和对女人的内疚感，如果她怀孕了，他也比躯体型男性更倾向于娶她。然而，他把避免早早地建立家庭作为一项准则。他担心孩子会成为牵绊，浪费自己的生命。他似乎自私地满足于一切都围绕着他，而不是用他的精力来创建一个家庭生活。因为他并非专注于性，所以他很少像躯体型男性那样受女性的主导或控制，他的职业生涯受到关系起伏的影响较小。

情绪型男性和躯体型妻子婚后一段时间，他们围绕男性性周期而产生的误解和关系紧张，可以导致情绪型男性对于妻子没有性反应。一旦如此，他会找借口避免和她做爱。他可能会把精力转移到事业或业余爱好上。他的业余爱好通常笼罩着危险或兴奋的气氛。如果他长期保持这种模式，可能会发现自己在寻求情妇的陪伴。当然，躯体型性特征的人也会不忠，但是出于不同的原因，会有不同的模式。如果情绪型性特征的男性陷入情妇综合征，他的行为模式是可预测的。通常，他会在妻子在场的情况下谴责另一个女性，只是为了不让妻子认为他们之间发生了什么。通常，他谴责的人多数是他的情妇。他对待情妇不同于妻子，但觉得对两者都有义务。虽然他对任何一方向外表达他的感受都是困难的，即使他非常强烈地感觉到他的情绪。通常，他向情妇比向妻子表达得更多。

他不能放手让妻子离开因为他常常对她感到抱歉。当他谈起太太常用的表达是，"她是一个好妻子（或母亲），但是我只是不爱她，而且我不能离开她。"如果他怀疑妻子出轨，他会指责她、检查她，还想让她做出离开的决定。通常情况下，如果离婚真的发生，他不会娶他的情妇，但是会找另外一个人取代他的妻子。如果他未离婚，他的情妇给他下了最后通牒，他会离开她，找另一个女人代替她。如果他有个长期约会或同居的女朋友，他会做同样的安排。他跟她在一起，但是会再找一个女孩，以弥补在关系中感觉不到的兴奋。

为了掩盖自己的踪迹，情绪型男性形成特定的时间模式，让人以为他在打牌、打保龄球，或是参加俱乐部活动。在这些计划的时间里，他通常与情妇在一起。他很少被抓住通奸，因为他很谨慎，同时让妻子处于不能检查他的状态。他可能不给她留下汽车或者去很远的地方让妻子不可能逮到他。这种像间谍一样的行为满足了他需要的兴奋，但是，除非他学会理解和修正自己的行为，否则他将终生处于寻求之中。为了支撑他的需要，最终他可能面临性无能和破产的命运。

不管他的情绪型性特征的程度如何，他都有 100% 情绪型性特征的男性的基本特点。但是，由于他过去关系所处的环境，或因牢固的家庭或宗教的束缚，他可能会抑制其中一些特征。在任何情况下，情绪型性特征不会自己减少，相反，随着时间的流逝它的强度会增长。对于他的妻子来说，婚姻成为孤独的存在；对于他的情妇来说，这是徒劳的；对于他来说，这是不能满足的存在和持续的找寻。但是，如果他学习理解他的行为，降低防御，行为不那么极端，从而可能保持持久的关系和生命中的满足感。

种族性特征

种族性特征是躯体型性特征和情绪型性特征两者的扩展延伸，拥有更多的源自童年训练的行为特征。种族性特征的个性在童年就形成了，由于接触了外国（尤其是欧洲中部、东部和南部地区以及拉丁美洲国家）的文化传统。

要了解种族性特征的男性和女性，有必要认识到父亲在家庭中的影响，因为性特征是由父亲确定的。不同于美国目前的育儿实践，欧洲的做法是强调家庭作为一个整体的首要地位，而不是强调个体。在种族性特征的家庭里，大量的精力致力于维护家庭的忠诚和家庭关系，鼓励子孙后代在商业、宗教、道德、教育、婚姻中跟随父辈的脚步。这种夸张的原因是这些种族第一次来到美国的时候受到歧视的结果。这些偏见阻碍了他们教育、贸易的机会，限制了他们种族信仰的自由。父亲，家庭单位的中心和基础，把这些被人激发的不安全感传给自己的孩子，因为他想让孩子得到他所缺乏的。他针对家族企业、工作的成功和高等教育给孩子以指导。通过为孩子付出，让孩子以后回报他、照顾他，来保证他自己老年后的安全。成年人在奋斗中经常遭遇的歧视也会导致父子之间的亲密关系（更多的关爱，要求更多的尊重等）。当孩子不听话时，他被以一种可以导致极大愧疚心理的方式对待，使他更需要成功、更需要取悦父亲。

在一段关系开始时，具有种族性特征的个体比北欧血统的人表现出更多的躯体型行为。而当一段关系违背他的意愿时，他会湮没在对失去的巨大恐惧中，再次表现出强烈的躯体型性特征的反应。情绪型性特征的男性这方面的种族行为特征非常明显，经常由于在关系开始和结束时出现的躯体型性特征的行为而误导对方。在关系中，他表现出非常类似非种族性特征的行为，把关系看作理所当然的，认为事情就该如此，有时甚至会滥用关系。在种族性特征的男性中，情绪型男性普遍倾向于不忠，而躯体型男性则普遍倾向于忠诚。

一般在种族的家庭中很受保护的女性，在关系中表现得很具有支配性、外向、主动，反映出她被养育的方式。而且，情绪型女性表现得比躯体型女性更明显，因为它不是情绪型女性的行为的通常特征。在大多数其他方面，种族女性和非种族情绪型以及躯体型女性遵循相同的模式。

一般情况下，具有种族性特征的男女表现出夸张的行为是不同寻常的主动、合群、十分需要被接纳和认可。当家庭的安全（或假定的安全）受到死亡、离婚、遗弃的威胁，或受到相反的文化影响时，种族性特征的突出特点就变得更加明显。

从精神分析角度看躯体型性特征和情绪型性特征

因为弗洛伊德的理论已经被反复诠释或曲解，或被剖析得面目全非，所以应该先简短讨论一下它的基本原理，在从精神分析角度解释卡帕斯式关于躯体型性特征和情绪型性特征的理论之前。为了简化以及直接讲性特征的问题，本文讨论要求读者暂时把弗洛伊德的原理看作公理。

性，在弗洛伊德看来，不仅仅意味着成人的性行为。他对性的定义非常广泛，理解为影响人类行为的各个方面。卡帕斯式理论也认为性是情绪反应的主要动力，而不仅仅限于直接的性感觉。弗洛伊德认为，性本能只有在婴儿期是充分表达的。婴儿能够用身体的所有器官表达、体验且感觉性快感。弗洛伊德的术语，婴儿期是多形性反常（polymorphous perverse）。通常在婴儿期的行为中明显的满足、和平、幸福是全部性感觉的表达。弗洛伊德把婴儿全部的性感觉称作快乐原则（pleasure principle）。

弗洛伊德理论的基本原则是，快乐原则是每一个人的性欲本性的表达。既然这种性欲特性仅在婴儿期完全表达，成人总是试着努力去重新体验它。为了符合现实原则（reality principle），潜意识阻止性欲达到顶点。现实原则引导人的注意力从快乐原则的多形性反常中转移出来，转向文化和社会组织。想象中完美的爱情、与爱人在一起的幸福感觉、诗歌、戏剧和现代文明的艺术作品，是人类努力返回多形性反常活动的产物，这些只在婴儿期充分体验过。

弗洛伊德从生殖器官方面看待成年人的性活动。这意味着婴儿期多形性的性感觉变得有序并且主要定位于一套器官上（生殖器官，而不是整个身体的所有器官）。这一理论似乎是合乎逻辑的，因为它解释了在青春期第一次性行为是如何出现的。弗洛伊德认为，成人的性是快乐原则和现实原则相互对立的结果。快乐原则与现实原则相冲突，这种冲突导致了压抑。快乐原则代表自由和玩耍，现实原则代表深思熟虑和工作。

人类通过辩证的过程，通过对快乐原则的否认或压抑，发展或是创建了自己的历史。他组织、建立文化并且成为社会性动物（现实原则），而不是成为自然的或原始的动物（快乐原则）。很明显，人类的生殖性行为有明确的目的：种族的繁衍和文化的建立。尽管繁衍似乎是自然的，似乎和快乐原则有关，它实际上是和快乐原则相反的。由于它是社会组织的结果，所以和现实原则有关。婚姻习俗、工作机构和家庭结构，都具有社会性，而不是自然的现象。此外，他们不是生物学必要性。生物学必要性是人类去繁衍和繁殖自己种族的本能驱动，是生命的力量，负责人类的延续。

假设把弗洛伊德理论和卡帕斯式理论相互联系，情绪型性特征是一种快乐原则的表达，躯体型性特征则是一种现实原则的表达。

躯体型性特征是人类对性欲缺乏控制的结果，这显然对人类的繁殖有很大贡献。正如前文所指出的，弗洛伊德并不认为人类繁殖是人类本性的一部分，而仅仅是现实原则的要求。躯体型性特征的基本观念是性爱和生殖，颂扬性欲，所有社会和身体的小毛病都可以通过生殖器官来解决。

躯体型性特征的个体倾向于通过生殖的性来表达爱意，并将生殖的性视为爱的重要的和经常体验的一部分。性方面被拒绝是躯体型的最大恐惧。对于被拒绝，他做的推论会引起情绪的抑郁。他的抑郁是对性拒绝的恐惧的反应。躯体型性特征的人保护自己的情绪，把他的身体（性的感觉）置于情绪的前面。他的身体充当雷达或警告系统，允许他隐藏自己的情绪。在情绪未受到影响之前，他具有依赖性，一定要有拥有伴侣的感觉。对于他来说，生殖的性在潜意识中与被父母爱和被接纳是同一回事。他通常结婚较早（这样可以保证频繁的生殖的性），渴望有孩子（繁殖），在家庭环境（社会组织）中感觉舒适。最重要的是，躯体型性特征和弗洛伊德对成人性的描述有共同的目标，这个辩证的过程，即否认或压抑快乐原则，避免与现实原则相冲突。

另外，把情绪型性特征的概念与婴儿期多形性反常的性、一般意义上的玩耍、自恋、所有表达快乐原则的方式联系在一起是合乎逻辑的。对于情绪型性特征的解释能够说明这种相关是合情合理的。

情绪型性特征的个体，性在思想里。对他的性刺激首先来自他的想象和视觉看到性爱画面。极端情绪型性特征的个体总是在找寻一种无法从身体的性上获得的情感上的满足。他寻求回到那已被压抑的童年的极乐。

成年人把性行为定位于性器官上（躯体型性特征），他再也不能完全重复婴儿期体验到的多形性的性感觉。尽管婴儿期的性的体验被记录在潜意识中，由于快乐原则和现实原则的冲突，它只能找到部分意识的表达。情绪型性特征渴望回到婴儿期的多形性游戏的，整个身体都完全满足的性体验。在成年人的性行为中，前奏快感是整个身体的游戏准备。情绪型性特征倾向于强调广义的性，而不是性器官的性高潮。因此，对于情绪型性特征的人来说，前戏代表幼年性的多形性游戏的保持。性只有在婴儿期被完全体验过，这才能解释约翰·卡帕斯对情绪型性特征的人的描述：总是寻找找不到的东西。换句话说，这类人找不到平和，因为童年的平和（快乐原则）被成年期的现实（现实原则）拒绝接受。

两种理论都包括一个观点：有两种力量构成人类的情感关系，这些力量在每个人身上都可以找到，只是程度不同而已。两种理论都以这种观点为基础：这两种力量彼此相反，然而尽力统一。弗洛伊德的理论有效地处理了20世纪早期和中期的问题，卡帕斯式行为理论因为20世纪下半叶的心理问题应运而生。一个人的性别行为特征可以根据他的基本行为来断定，两者都受到时间改变的影响。

Relationship Strategies：The E&P Attraction
《关系策略：情绪型和躯体型的吸引力》

作者：约翰·卡帕斯（John G. Kappas）博士

我们都知道拥有成功的关系非常重要，然而对于许多人来说，这却是我们生活中最困难的一个方面。

我们的关系模式是怎样受到潜意识影响的？

我们关系中的行为有多少是在童年时就被编好了程序？

潜意识在我们选择伴侣时到底起了哪些作用？

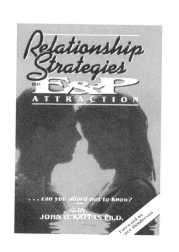

我们为什么一遍一遍地重复许多相同的失败关系模式？

我们是怎么被伴侣吸引的？

导致分手的个性特征有哪些？

是什么导致了一些伴侣纠缠？

为什么某个伴侣总是想要性？

如何回到"蜜月期"？

如何设置关系模式？

……

还有很多，很多！

三十多年来，催眠动机学院（HMI）的创办人约翰·卡帕斯博士一直是催眠治疗，潜意识编程，关系咨询，性治疗，职业运动员运动能力提升等领域的权威。他在关系领域的工作以及他提出的"E&P 吸引力"理念，彻底改变了整个人类行为领域，让我们拥有可能去完全理解创建成功关系的关键。

本书揭示了你遇到的每个人的行为背后的真正意义，这将永远改变你观察关系的角度以及对每个人行为的理解。

学习去识别出我们自己和伴侣的这些潜意识特征，然后启动三个步骤：理解、预测、最后塑造行为，使潜意识强大的力量开始为我们工作。

这是一本完整的指南，对我们去拥有成功的家庭关系、工作关系、生活中的所有关系都具有指导意义！

第六章
一般指导方针和治疗模式

催眠遗忘

　　遗忘是一种自然的催眠现象，在大部分客户身上表现得或者明显，或者只有一点。催眠会话之后健忘的程度可以在 1%~100% 范围内变化，这取决于催眠的深度和暗示感受性的类型。进入催眠似睡期的来访者会体验到 20%~25% 自然的记忆缺失。他们可能忘记不重要的字眼和一系列的数字，但是关键字仍会被记起。当来访者进入僵直期，他会忘记关键字前后的很多暗示。当来访者处于梦游期时，甚至关键词语也会被忘记，有时候，催眠后暗示也记不起来了。然而清醒后记不起任何事情的来访者只是个例外，不是一般的规律。接受催眠的来访者醒后不记得任何事情是很多舞台催眠师传播的一种错误观念。

　　发生在较深的催眠状态下的"自然遗忘"不一定是永久的，在随后的引导或会话中，有关之前所发生的记忆会频繁地回到意识中。当这种情况发生时，来访者常常相信他所记得的事情是刚刚发生的，而不是发生在先前的阶段。简单地暗示他能记起上一阶段发生的事情，就可以带回任何催眠会话的全部记忆。此外，一些客户坚持记住一切，以便他们有意识地战胜坏习惯或创伤，而其他人选择遗忘，让潜意识的暗示来为他们工作。

有时候，为了帮助来访者战胜坏习惯，我们有必要引导遗忘，用来创造或加强所需要的条件反射。在这种情况下，可以使用暗示合并逆转的方法来制造高程度的遗忘。例如，你一旦从催眠中唤醒客户，就告诉他：

> 您已经很难记住在这期间发生的所有事情，似乎你越是尝试，你记起得越少。

如果你给来访者这个暗示之后再问他问题，通常会发现他们都有一定程度的遗忘。

遗忘可以通过值得信任的催眠师的暗示来创造，但也可以不通过暗示自然发生，即使来访者已经听到了催眠治疗师说的一切。这很好地说明了来访者对催眠治疗师的信任可以产生遗忘。如果信任不存在，来访者会记住一切，以保证在自己身上所发生的一切是正确的、有尊严的和适当的。如果信任和良好的契合关系存在，这种预防性的记忆就没有必要了。

催眠麻醉

很大程度上，疼痛是通过联系、定义一种暗示的想法而习得的感觉，它是联想或定义的记忆的不断强化。人体生理学研究确凿表明，任何一种疼痛是只有25％是由身体创伤引起的实际的躯体反应。个人全部疼痛的其余75％是由情感成分组成，即个人对疼痛的恐惧和预期、早期疼痛的记忆、对永久性身体损害或毁容的恐惧等。疼痛的实际身体部分几乎总是可以被处理，即使是严重的疾病或创伤。有时，疼痛的身体部分可以小到被忽略或被忽视。

有多少次你完成了一个活动以后，直到那时才注意到新的伤口或刮痕，然后才开始觉得痛？你开始不觉得痛是因为你忙没注意到它，看到它后感觉疼是因为看到它触发了你潜意识的记忆、恐惧和疼的预期，是那些情感部分触发了疼痛感。疼痛感 75% 的情感部分可以通过催眠得到很好的控制。

麻醉是极深的催眠状态中的一种自然现象。紧张能增加疼痛感，所以当来访者处在放松和平静的催眠状态时，他对疼痛的耐受性就会增加。所以，一般人在催眠状态下的不适感比他在清醒状态下要轻很多。这个发现对医疗和牙科工作非常有帮助，因为害怕、焦虑以及疼痛感，可以通过催眠暗示和放松来消除。此外，阻碍牙医工作的恶心和唾液分泌可以很容易地得到控制。

催眠状态下有一定程度的麻醉是正常的，它甚至可以通过催眠暗示产生更多的麻醉。暗示可以让客户从疼痛中转移注意力（以此减轻疼痛感中 75% 的情感成份），甚至可以用来把疼痛转移到不敏感的身体部分或危险性小的部分。当你消除疼痛感时一定要谨慎，因为疼痛是身体出问题的一个信号，它提醒我们采取预防措施保护受伤部位。很多时候，最好是减少疼痛到可以忍受的程度，而不是完全消除它。在处理疼痛之前，应该先做医疗转诊。

麻醉可以通过暗示麻木或感觉迟钝来产生，或者通过对寒冷或麻木的视觉化来创造。一般来说，最有效的减轻疼痛的方法首先是利用手臂抬起测试，发展对身体或四肢的合理控制，暗示说：

> 随着你的手臂抬起，你的手变得麻木起来，就像当你在牙医诊所被麻醉的感觉。无论你的手碰到身体的哪个部位，这种麻木感都会转移到那里，麻痹那个部位。

这种调整过程必须重复一遍又一遍，同时联系任何未来的痛苦事件（手术、牙科工作或其他）。

有时候，客户对即将到来的疼痛的预期和恐惧比疼痛本身更具有破坏性，许多人推迟亟须的医疗或牙科保健就是出于这个原因。例如，客户最后一次去看牙医，可能已经产生了情绪上的不适。因此，他对即将到来的牙科诊治产生情感焦虑和创伤，无限期地推迟牙医保健也是因为这个原因。这种消极的预期应该通过循环疗法来改善，即让客户对看牙医的创伤脱敏，然后在催眠中使它视觉化，接下来的牙科诊治不但不痛苦反而很舒服。把面临的情况和舒适感联系在一起可以让客户在真实体验中感觉身心舒适。

暗示"**你不再感觉疼痛**"只适用于躯体型暗示感受性的客户，对于情绪型暗示感受性的客户，你应该暗示，在这种情况下他们是舒适的。

念 动 反 应

念动反应是直接由中枢神经系统产生的潜意识反应。当一个运动的念头出现的时候，它会导致肌肉产生轻微张力，产生运动。通过这样没有意识的努力，想象中的运动就出现了。例如，在手臂抬起测试中，暗示"**你的手臂正在抬起，向上、向上，越来越高**"，肌肉变得越来越紧，抬起的动作出现了，尽管来访者没有觉察到意识的参与。

你可以利用催眠状态中的自动反应（甚至在清醒状态），告诉客户你将要问他一个或一系列的问题，这些问题会直接进入他的潜意识。这样，你可以得到潜意识的回答，没有意识的干扰。向客户解释他的右手食指活动将表示消极的回应，左手食指活动将意味着积极的回应。当你提问题的时候，相关的手指会自动抬起，给出潜意识认同的答案。这些信号直接来自于中枢神经系统，没有意识的批判分析。

使用水晶球或者系在绳子上有一定的重量的物体，也可以得到同样潜意识的回应。来访者以舒服、安稳的姿势坐在椅子上，同时手肘放到桌子上，手臂成45°，他用食指和拇指捏住绳子。你引导他去想着"是"，并且集中注意力在这个词上。很快，水晶球就会开始旋转。球的特定旋转方向表达的就是来访者的"是"。用类似的方式可以得到"否"的表达。不同的旋转方向的表达含义对于不同的来访者各不相同，这主要取决于是左脑还是右脑占支配地位。对于所有的来访者，手指会轻微地、无意识地移动，同时摆锤旋转。一旦建立了"是"或"否"的反应，无论是通过手指抬起或者钟摆旋转，通过询问来访者已知答案的问题来找出这些反应。你可能会问以下这些问题，譬如说："你叫约翰吗？""今天是周一吗？""你是25岁吗？"诸如此类。

让来访者集中注意力于问题本身而非答案是很重要的；否则，他可能以意识渴望特定的答案而影响反应。组织好你的问题语言，让他们能用"是"或"否"来回答。如果不止一个问题，可以采用不断缩小范围的方法。举例来说，如果来访者有飞行恐惧症，你可以询问他下面一系列问题：

（1）你害怕飞行吗？

（2）你有飞行恐惧是一年？两年？还是三年？

（3）你是否受够了这样的恐惧？

（4）你希望有这样的恐惧吗？

（5）当你更放松的时候，这种恐惧感会消失吗？

（6）在催眠状态下你能否放松？

恐惧的消极条件在个体经验创造出高水平的、消极的易受暗示状态时进入了潜意识。现在，通过催眠创造一种高水平的积极的易受暗示状态，恐惧能够被植入的积极观念中和抵消掉，甚至当时你仍然处于念动问题的询问中（从问题 5 和 6 开始这个进程）。我们从出生那天起潜意识就对事物有了印象，很可能在子宫当中就开始了。潜意识记录、存储了绝大部分微小的感觉和事件的细节，而这些常常由于时间太久而被我们的意识所遗忘。理论上，头脑类似于计算机。在念动反应中，头脑用到它所积累的关于过去状况的且和所问问题相关的信息，然后它会给出答案。它的功能类似于数学家，数学家承担项目，添加所有的已知因素，计算它们，然后得到一个答案。

当大脑储存的观点和画面被问题刺激和组织起来的时候，刺激通过神经系统，能够以身体的反应被看出来。通常，这些反应只能够通过电子装置观测到，如测谎仪。但是，通过念动反馈技术，这些来自潜意识并通过神经系统的反应能够通过最少的努力被探测到。因为潜意识不仅积累储存了我们生活中的所有事件，而且控制了那些我们甚至觉察不到的身体活动。

使用念动反应的最大优势之一是能够识别任何消极的特性、条件、想法、恐惧或者是可能阻碍客户行为的诱因，这些是意识难以觉察的。念动询问技术能够用于询问关于任何话题的问题，你可以用它得到结果，只要答案在来访者的大脑里。大脑能给出非常准确的答案，因为来访者一生积累了不计其数的信息。

有趣的是，如果实验操作正确，即使来访者感觉答案应该是 NO，潜意识会认同 YES，表明真正的潜意识反应。这也证实了绝大多数的情绪问题都来自于意识和潜意识之间冲突的理论。但是必须注意的是，由念动反应得出的答案并不能被当作绝对的真理。相反，它们需要被看作是来访者的潜意识的信念。例如，通过念动反应，客户提供了这样的信息：他或她问题的原因根植于童年的创伤，催眠治疗师只能确信来访者的潜意识相信这是真实的，而不是一个绝对事实。

生物反馈

生物反馈和催眠相结合时，在四个领域里有很大的益处，它们是：

1. 测试暗示感受性
2. 测试高暗示感受性
3. 识别创伤
4. 有助于自我催眠

美国催眠动机学院（HMI）发现，测试生物反馈最有效的工具就是肌电反应仪——一个小的、由电池供电的固态装置，它可以测量肌电反应（GSR），而且对情绪、躯体紧张和兴奋都非常敏感。它有两个电极，和同一只手的两个手指相连。仪表可以设置，范围从一到九。另外，有一个被称作生物振动频率仪（biosonometer）的大装置，还有一个测量反馈的可视仪表，声音可以关掉，可视的反馈测量仪就可以单独使用了。

肌电反应仪的声音值决定了身体放松的状态，并且声音的改变和皮肤电阻的改变有关。信号改变显示了自主神经系统的交感神经的活动，并且这种反馈允许你观察来访者在情绪受刺激时的（或你自己的）反应。如果你将肌电反应仪的旋钮稍微向右拧，你将会听到有节奏的嘀嗒声，你继续拧，这种声音将变成稳定的音调。声音有高低不同。声音越高表明正在活动或者有压力，声音越低则表明越放松。刺激发生的时间和因有反应而产生的音调上升时间之间有 1~3 秒的延迟。

产生正常音调的点会因人而异，并不绝对。大体来说，下面的数值仅仅可以作为开始的参考：躯体型来访者是 1.5~1.9，情绪型来访者是 2.5 及以上，其中平衡型来访者是 2.0~2.2。

肌电反应仪能清楚地区分躯体型暗示感受性和情绪型暗示感受

性，而且也可以用来帮助测量暗示感受性。情绪型暗示感受性的来访者通过期望和推理进入的催眠状态，会迅速将音调降至非常低的滴嗒声，或者甚至根本没有声音，因为他们在催眠状态时会变得更加容易接受暗示，并且在整个引导过程中，他将保持这种低的滴嗒声。另外，躯体型来访者进入催眠状态则是由于焦虑、害怕或者一些促使兴奋的身体感觉的结果，所以开始时音调会先上升，表明活跃状态，然后身体逐渐放松下来，声音会降低或者趋于正常。

一旦引导过程完成且来访者处在催眠状态时，躯体型和情绪型来访者的肌电反应电阻相对于引导期间的记录水平都会有下降趋势。对于情绪型来访者来说，可能会一直下降到零；而对躯体型来访者来说，可能会下降到一或者二。

情绪型和躯体型来访者在唤醒过程中也有所不同。当唤醒情绪型来访者时，音调通常是先上升然后回到正常。这显示了来访者从催眠状态出来要花费的时间长短。正常唤醒时间是 1~3 分钟。当你开始唤醒躯体型暗示感受性的来访者时，仪表可能会大幅下降，但是当他被唤醒时，音调会升得很高然后趋向平稳。如果三分钟后音调还没有回到正常，来访者可能是在试图逃回催眠状态，这时候就该用一种刺激的方法来完全地唤醒他。

生物反馈方法在第一次催眠时非常有效。但是，一旦来访者习惯性地利用它进入催眠状态，仪表在两个方向上都不会有很强烈的反应。为了进一步加强催眠的作用，在客户从催眠状态出来后，催眠师应该总是把反应的结果解释给客户听。

生物反馈可以协助催眠师的另外一种途径是揭示来访者的高暗示感受性。一个高暗示感受性的个体处于一种醒着的恍惚状态，很容易被他所处环境的消极因素所影响。在这种状态下，躯体型和情绪型来访者对肌电反应仪的反应是音调降低得非常快并且维持不再改变。如果发生这种情况，则要根据解除催眠程序（详见第七章），直到仪表发出正常的音调。

生物反馈的另一个用途是识别创伤或者创伤经验。为此，我们为仪表设定标准，每秒钟非常有节奏地嘀嘀两声。当在来访者处于清醒状态时，告诉他你将要问他一系列问题，用来处理他反应的症状。指示他不要想答案，只专注于问题本身。当你找到了躯体型或情绪型来访者的病因，情绪的反应会通过仪器的声音进行记录。创伤越严重，音调上升越多。这种现象会一直持续，直到个人创伤消失。当可替代病因的事物被有意识地给出之后，情绪型的来访者比躯体型的来访者更可能使肌电反应（GSR）的读数下降。但是，这两种情况下读数都会适度地增加。

一旦你找到原因，使来访者处于浅度催眠状态，再给他积极的可供替代的暗示，直到仪表停止增加数值。它表明大脑接受了可替代的暗示，并且病因的力量正在减少。为了达到消除病因的目的，应该积极地、直白地给予替代性暗示。

生物反馈仪也可以有效地帮助自我催眠。在本质上，它是一种工具，创造完全放松的、易于接受暗示的状态。在这种状态下，自我觉察和自我控制开始增加，引发更大程度地对自己的暗示感受性。当个体在自我催眠状态下达到放松状态时，音调会减小并最终停止，这与放松的程度成正比。如果他练习使仪表在不同范围下降，他会更好地控制自己的身体，通过联系法则，他能更好地控制自己的情绪。在自我催眠中他应该训练获取和维持自己的控制能力，通过给自己平静、放松、自信的暗示，同时使用肌电反应仪来测量自己的进步。

小型肌电反应仪和大型生物振动式频率仪之间的差别是，小型的更为敏锐，甚至催眠师的声调都会改变它的音调。当来访者进入催眠状态时，用一个测量仪来测定他的暗示感受性是最有价值的。更大的装置主要用于意识清醒的状态，目的是寻找来访者生活中的创伤事件。

一旦你精通掌握小的装置，你就应该转换到大一点的，因为大的不是很敏感，更易于监控。

身体综合征

身体综合征的理论原则是：每当有情绪上的创伤，就会有相应的生理反应。这些被称为"身体综合征"的躯体反应，根据身体上遭受疼痛、压力或紧张的一些部位，反过来反映情绪问题的病因。

有很多例子是关于身体是如何没有任何逻辑或原因地对心理做出反应的。其中的一个例子就是对预期的恐惧的反应。仅仅是对恐惧的对象或者事件本身的预期就会导致身体的变化，如：呼吸和心跳增加，体温上升，肾上腺激活，胰腺产生的胰岛素增加。所有这些生理变化都源于思想及其对大脑的影响。这些思想激发了非常原始的生理反应，类似于战斗或逃跑反应。这些生理反应是人类用身体对外界刺激做出反应时的一种遗留。

身体综合征的现代语言的扩展是用与器官有关的语言表述的。器官语言描述了一种情感思想，它使身体的某些部位产生生理反应。这些表达往往采用一些和身体相关的语句，比如：

a. 这些责任害我脖子痛。

b. 我胃里吃不下。

c. 我恶心并厌倦了。

d. 他的双肩扛起了所有责任。

e. 他被激情蒙蔽了。

f. 这工作简直要了我的命。

g. 我头晕目眩。

h. 我非常困惑，看不清楚。

i. 我由于担心，脑子乱了。

随着语言的发展变化，我们不断地通过器官语言来刺激身体综合征。因此，有时思想、语言和行动三者合为一体。身体综合征主要有以下五种，每一种都会根据生理和心理症状进行描述。

1. 哭泣综合征

哭泣综合征是第一种也是主要的综合征，涉及从腹腔神经丛向上的身体区域，包括胸部、头部和颈部的背面。

哭泣综合征的起因是由于过去的影响而没有能力做出决定，或者因为它总是牵制于别人的行动，抑或因为不具备做决定的能力。

头痛是哭泣综合征最常见的特征。由于优柔寡断引起的挫败，大脑向头皮肌肉发出收紧的信号，引起头痛。有时，头皮肌肉收紧得厉害，导致偏头痛。

一些容易辨认的哭泣综合征的症状是：眼睛有结晶或泪腺松弛，造成眼睛流泪水；鼻窦充血；喉咙肌肉收紧；胸部、胃的压力；颈部背面的肌肉收紧；口腔溃疡；下颌肌肉收紧或磨牙。

每一个生理反应都有相应的情感或者心理起因。例如，头部压力表示没有能力做出决定；眼睛流泪和鼻窦充血代表不想看到导致优柔寡断的境况；喉咙肌肉收紧、下颌肌肉收紧或者磨牙是不想对自己优柔寡断的境况表达任何看法。

如果处理不当或者根本不加处理，犹豫不决发展到挫败，并且因此悲伤、抑郁，到最后的徒劳感。在当今快速发展的社会，优柔寡断可以归为 15~35 岁的人的一个主要问题。

2. 责任综合征

受此综合征影响的身体部位是肩部、上背部和脊椎上部。此症状的心理原因是承受了太多的责任，害怕这些责任和负担，或者无视、不接受抑或不去面对责任。

责任综合征的生理反应表现为背部和肩部的肌肉收紧，在某些情况下，当这些肌肉紧张存在时，试图过多、快速地活动或者举起东西，都会对背部产生伤害。

3. 性挫折或内疚综合征

身体受此影响的部位是胃、腹股沟和下背部。心理原因可以是性挫折、宗教相关的性罪恶感、对于不忠的内疚、性能力不足的感觉等。

身体症状可能是胃痉挛、便秘、胃酸过多、痛经或出血过多（或根本不出血）、阴道或膀胱感染、前列腺或睾丸的压力和疼痛以及肾脏问题。

4. 战斗或者追求综合征

身体受此影响的部位是手臂、双手和手指。心理症状包括需要的表达，伴随对需要的拒绝或者压抑；因缺乏自我价值感而没有能力追求自己心中渴望的目标；因为追求不可能实现的目标而产生深深的被拒绝感。

生理反应是手上或者手指上长疣或者小水疱，手上的关节和肌肉收紧，或者手极其热或者极其冷。关节炎和风湿病也是与此相关的问题。

5. 逃跑综合征

受此综合征影响的部位是从大腿到脚，表明一种从特定的境况或者混乱繁杂中逃跑（情绪或身体）的需要。心理原因是害怕面对某些特定的境况，因为他们可能感觉痛苦、厌倦、对灾难的恐惧和对成功的恐惧。

生理症状是在脚趾之间或者脚底起水疱、因为血液循环不良而脚冷、腿痛。

在任何时候，每个人都可能受到一种或多种综合征的影响。例如，头疼和背部肌肉紧张结合在一起，表明一个人没有能力做出关于责任方面的决定。背部肌肉紧张和腿痛表明责任使人想要从一种实际上无从逃避的状况中逃跑。在我看来，大多数的生理疾病是身体综合征长时期没有得到正确的治疗引起的。

观察你的来访者的生理反应，思考他的身体综合征，通常会揭露其基本的心理原因。在大多数情况下，通过有意识地向来访者解释这些综合征，你可以消除或缓解他的生理痛苦。通过对心理起因的潜意识暗示替代，你通常既可以消除他的痛苦又可以消除病因。

对身体综合征的理解提供给你一种诊断方法，可以与各种疗法结合使用。此外，它可以帮助你认识到你给予客户的暗示不仅会影响他的心理，还会影响他的身体。

对症治疗

对症治疗意味着直接处理特定问题的症状，而不是首要原因或次要原因。这是首位的、最容易的治疗方法。对症治疗对来访者没有伤害，因为如果在治疗期间症状加重，对治疗师来说有一点是显而易见的：症状是客户做掩饰或者歇斯底里转化的工具，试图避免面对病因。一旦如此，必须寻找病因。然而，只有少数的情况下，需要识别病因。因为大多数问题可以从症状上得到缓解。事实上，许多症状可以消失，仅仅使用想象力、医疗安慰剂或环境改变。

最基本的对症治疗方法是系统脱敏疗法。使用这种方法，只需对客户进行催眠，暗示他痛苦的症状很快就会消失。然后在一个给定的、通常会使他产生不适症状的情境中，让他想象自己感觉舒适。很多时候，人们会对某一事件产生预期的恐惧，这种恐惧将在事件发生期间造成痛苦。不适经验会增加预期恐惧，一个基于联系法则的恶性循环开始了。

在治疗期间，通过让来访者想象把一种负面情境与舒适轻松的感觉联系起来，症状可以得到纠正。既然舒适和不适的感觉不能共存，消极的刺激就会失去力量，不适症状将会消失。

首要原因和次要原因

有时候，在对症治疗的过程中，客户的症状会发展或恶化，这种情况下，必须寻找首要原因和次要原因。次要原因是引发当前令人不安的症状的最近的事件或状况。首要原因是使个体受到令人不安的症状影响的初始事件。重要的是要记住，首要原因可能发生在症状爆发之前的许多年——甚至可能在婴儿期。这意味着意识层面的治疗可能无法奏效，只能通过梦境疗法或者年龄回溯才能找到病因。仔细观察次要原因通常会为寻找首要原因提供线索，或者在年龄回溯中知道在哪个年龄段去寻找的线索。

下面的两个例子将阐明什么是首要原因和次要原因，并且指出了适当的治疗方法。

例一：

症状：飞行恐惧

次要原因：最近一次遭遇了很多湍流的飞行

首要原因：四岁时候的地震经历

来访者实际上并不是害怕飞行，他是把最近遭遇湍流的飞行与首要原因导致的可怕的失控感联系在了一起。来访者将失控感与飞行联系起来，他自己并没有意识到对于失控的恐惧所以他坚信自己害怕飞行。对于这种情况的治疗，对症治疗是忌用的，因为对症的暗示不能解决真正的问题。事实上，这样的暗示只会产生额外的恐惧，因为来访者被告知他有一个以前没有意识到的恐惧。合适的解决方法是用循环疗法来对来访者首要原因引发的对于失控的恐惧进行脱敏。

例二：

症状：　　　对人群或人群密集的地方恐惧

次要原因：总是在人群中体验到的身体疾病

首要原因：早年在拥挤的地方经历过可怕的低血糖发作

在这种情况下，对症治疗仍然是忌用的，应该找出疾病与人群的最初联系。然后，需论证首要原因和次要原因之间的联系。通过避免接触人群，来访者想远离生病或者失控，他在第一次发作时将此疾病或失控与人群联系了起来。一旦意识到这一点，就可能没有必要通过循环疗法来缓解这种症状的首要原因了。

不管你是开始治疗还是准备写病历，常常需要记录首要原因和次要原因（如果知道），即使你不打算直接处理它们。知道原因是有价值的，因为它有时能在对症治疗中帮到你，也能帮你更好地了解来访者。

循环疗法

循环疗法是来访者处于放松的催眠状态下，反复面对他的问题，体验限量焦虑的过程。因为焦虑和放松是不相容的，所以焦虑就会逐渐消失。

在把来访者带入催眠状态之前告诉他，过一会儿他将开始进入一个能代表他特定问题或者心理状态的场景。例如，假设他害怕黑暗房间，你应该先使他进入催眠状态，然后以语言和非语言的形式给他很多正面的暗示以消除这个恐惧，当这次催眠结束后，这个恐惧就会完全消失。然后，让来访者进入以下循环：让他想象和感觉黑暗房间的场景，还有伴随的恐惧感。当他开始对这个情境进行情绪发泄，暗示他这一切已经过去了，他正在感觉放松和平静，从而把他从这个不愉快的状态中带出来。不要使他脱离催眠状态，过一会儿之后，重复整个过程，告诉他：

> 这次你会发现，当我们开始靠近那个对黑暗房间的恐惧时，你很难再感觉到恐惧，因为你已经中和它了。当然，你尝试的次数越多，你就会越愉快，你发现它再也不会影响你了。

你会发现每一次重复，他的恐惧感会越来越弱，他会开始微笑，表明恐惧感的消除。

根据来访者问题的严重性，重复循环治疗 2~4 次，用正面的思想、观念以及对这种情况合理的解释替代客户的恐惧感。始终要加上一句暗示，使他每次尝试去感觉恐惧时都会感到愉悦，因为他感觉不到恐惧的事实。这种愉悦的自我满足将会代替问题场景所产生的最初的焦虑感。

当来访者在催眠状态的可控的情况下面对恐惧时，它：

（1）可以减轻症状，一旦这种恐惧消散后，就让患者再面对它一次。

（2）让来访者在没有经历症状的情况下面对病因。

（3）增强来访者的适应能力。这种能力可以应对其他情况。

（4）可以减轻来访者对失去控制的恐惧，并且减轻恐惧可能完全控制客户的担心。

（5）帮助来访者消除单独面对创伤的恐惧。

（6）允许积极的行为替代消极的行为。

（7）通过梦境来发泄。

（8）允许积极的次级建议不被批判性地分析进入到来访者大脑。

（9）更容易产生治疗性的遗忘，因为来访者迫不及待地想要逃离并且忘记创伤。

（10）这是一种系统脱敏的方法。

任何时候如果直接的对症治疗不起作用，就应该使用循环疗法。对于同样问题直接的对症治疗的暗示是这样的：

你不会再感受到、经历或者记得这种恐惧。有关它的记忆会很快地消退。这些都已经是过去的事了。

循环疗法可以使来访者自发地回溯到特定的问题场景，但是因为这个问题是已知的，所以它没有年龄回溯的危险。

循环疗法图解

1. 在意识状态下如何通过对发生创伤的预期来触发创伤的图解

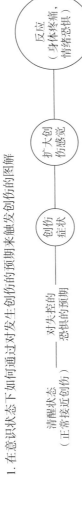

清醒状态（正常接近创伤）—— 对失控的恐惧的预期 —— 创伤症状 —— 扩大创伤感觉 —— 反应（身体疼痛，情绪恐惧）

2. 如何通过循环疗法控制和降低创伤的图解

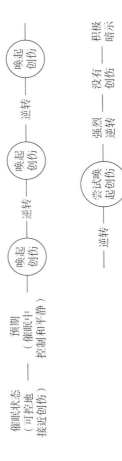

催眠状态（可控地接近创伤）—— 预期（催眠中控制和平静）—— 唤起创伤 —— 逆转 —— 唤起创伤 —— 逆转 —— 唤起创伤

尝试唤起创伤 —— 逆转 —— 强烈逆转 —— 没有创伤 —— 积极暗示

年龄回溯

数十年来，年龄回溯已经成为一种催眠师们常选用的最为流行的治疗方法。很多人把催眠疗法和年龄回溯联系起来，认为它们是同一回事。

事实是，年龄回溯是催眠领域中最有问题和最危险的技术。它的原因是双重的。

首先，人们假定催眠的作用像能使人吐露实情的麻醉剂（吐真剂）或者可以搜索客户个人历史的搜索引擎。不幸的是，事实并非如此。催眠的特点之一是增加来访者的虚构能力。

想象的能力和经历一些不真实事件的能力使得催眠成为改变来访者的很好的工具，与此同时，催眠也是糟糕的吐真剂或历史事实的搜索者。更糟糕的是，一旦来访者在情感上体验一些过去的经验，无论它是否真实，无论这些经验是被夸大还是被扭曲抑或是准确的，新的版本现在变成了事实而且成为他们过去历史的新版本。

因为使用催眠回溯，催眠师和心理治疗师通常会使来访者产生"虚假记忆综合征"。这种综合征曾经导致数百万美元的罚款，由于有一个来访者曾经成功起诉使用年龄回溯的治疗师，并就其本人及亲人受到的情感创伤进行索赔。也是同样的问题促使加利福尼亚州禁止在法庭上把催眠得来的证词作为可靠证据。

除了"虚假记忆综合征"，还存在另外一个问题，使用年龄回溯催眠可以揭开被压抑着的过去创伤事件的记忆。由于抑制的防御机制，来访者不知道或者不记得这些创伤，那么他们很可能是相当重大的、来访者没能力处理的创伤经历，一直被压抑着是为了保护个体免受伤害。真正的"抑制"不是经常发生的，它通常只在极端创伤或者个性脆弱的情况下作为一种防御机制而存在。在这两种情况下，使一个人处于高度易受暗示的状态中，然后大量灌以他们抑制的创伤经历，当然就会成为高风险的治疗技术。

只有当来访者了解历史创伤事件，并且你可以使来访者对那段经历和它引发的影响脱敏时，催眠年龄回溯才会被认为是合理的治疗技术。年龄回溯不应该作为搜索工具来"找到病因"。相反，在本章中提到的其他方法如梦境疗法、矫正治疗或其他诊断工具应该推荐催眠师使用。

视觉化

一些人对于视觉化存在着误解：认为想象（imagination）和视觉化（visualization）是相同的，认为只有想象力丰富的人才能视觉化，认为幻觉和视觉化是相同的。

鉴于催眠客户经常被要求去想象和（或）视觉化，澄清二者的含义就非常重要。出于我们的目的，视觉化是闭上眼睛能够确实看见物体或场景的能力。一些人只能看见静止的物体或者静态的场景，另一些人可能会看见跟彩色电影差不多的动态场景。而想象则是想着一个物体或场景并能在大脑中保持很长一段时间的能力。

每个人都能做一种程度或另一种程度的想象，但不是每个人都能视觉化。一个人是否具备视觉化能力可以说明他的学习过程——是听觉型的还是视觉型的。如果他是视觉型的人，就会倾向于学习他所看到的，然后看到他已学的。视觉化是视觉型学习的正常结果。而听觉型的人可以通过听觉更好地学习，视觉化将会干扰他内在的声音，并且不是他最佳学习模式的自然结果。因此，听觉型的人通常是不能视觉化的。

听觉型和视觉型的人都能够想象物体或者场景，并且同样能被很好地催眠。视觉化的能力与催眠的深度，或者与躯体型或情绪型暗示感受性似乎没有直接的关联。

在催眠疗法的设定中，在第一个引导之前判断来访者是否可以视觉化是很重要的。如果来访者不能视觉化，简单地告诉他去想象适合治疗的图片或场景。许多催眠师在没有确认来访者是否有能力视觉化之前就要求来访者进行视觉化，如果客户不能视觉化，要求他这样做的催眠指令将限制他对催眠暗示的接受能力。

视觉化和幻觉是不一样的。视觉化在催眠中是可控的行为，来访者不相信视觉化的场景和事件正在发生或者在这个时间点是真实的（当然，它可能是他希望在将来出现的一个场景）。幻觉通常是一个无法控制的行为，受害者既不能觉察到他内在视觉的欺骗也不能控制他们。

视觉化能够通过所谓的后视觉练习而发展。先凝视一个物体或者一张图片 30~60 秒，然后闭上眼睛在眼皮后面看到它，或者睁开眼睛看在空白墙上物体的黑白影像。经过这一系列后视觉的练习能更好地产生视觉化。视觉化对于催眠或任何其他类型的治疗并不是必要的。

暗示性意象

作为一名治疗师，具备理解大脑象征符号的能力，以及在治疗中如何发现它们是至关重要的。它们作为释梦、自我催眠和构建推理式暗示的辅助是特别重要的。不要把视觉化和意象弄混淆了。视觉化是有意地尝试用"心灵之眼"去看事物的结果；意象是对语言或非语言信息输入的自发反应，并不总是视觉影像。大脑的图像或象征符号因人而异，其基于独特生活经历的反应和暗示感受性类型。这就是为什么来自同一个家庭、成长在相同传统中、被同样的老师教育的两个人，而他们对于学到的词语会形成不同的大脑象征符号。当这些图像被治疗师识别出来，它们可以作为适用于个体的暗示性观念而非常有效地利用起来。

为了识别每个人独特的图像，你首先必须了解他们是怎么产生的。一个人的每一个想法都会产生一个代表这个想法的图像。例如，如果你想到"母亲"这个词，一个图像就会进入你的头脑。即使你试图专注于这个词而不去想图像，但是图像不禁涌上心头，想法不能与图像相分离。因此，一个因果反应开始了。想法是因，图像是果。图像可以立即创建另外一个想法，这个想法又能产生另一个图像，等等。这种持续不断的思想和图像的轰炸导致生理或心理的反应或感觉。如果有悲伤或者开心的情绪反应，身体也会跟着难过沮丧或兴高采烈地充满活力。大多数时候人们本身也不知道为什么会发生这些反应。如果负面情绪经常被触发，由于情绪上感觉到很糟糕，个体身体上将产生感觉不好的习惯，而身体问题将导致更多的情绪问题，反之亦然。这种负面情绪的源头如不能被识别、改变，就会成为恶性循环。

象征符号从一开始就是人类表达中错综复杂的部分，从象形文字到古典艺术家和当代的艺术家，甚至书写笔迹样本。意象是对仍然影响着现代的头脑的原始思想的纯粹解释。

我们学到得越多，我们的象征符号就会变得越错综复杂。纯粹的精神病是指一个人意识上所看所听到的与他的潜意识图像完全冲突。这种分裂扩大到他生活中积累的所有图像开始主宰他的理解方式的程度，使他否认意识认知到的现实。

在治疗中使用意象并不新鲜。几乎所有的治疗模式中都用到了这种方法，特别是在单词联想（word association）练习中（其中图像实际上是和单词有联系，而单词本身并不会引起躯体或者情绪的反应）大多数治疗方法仅仅是通过偶然的联想达到潜意识，而催眠疗法则是有意地探究人的潜意识。

没有意象，催眠暗示就不起作用了。当你作为一个催眠治疗师和一个来访者交谈时，你说的话从想法变成图像，到情绪和身体反应。因此，它成了非常强烈的暗示性观念。许多时候当和客户交谈时，你说到了某些事，随即他目光变得呆滞，脸色变得苍白，他看起来好像马上就要情绪崩溃。这是因为他正在听你的话，你使他想起了某事，使他脑海中形成与想法有关的某种图像，同时引起了躯体与情绪的反应。它通常发生得如此之快以至于来访者只注意到了情绪、身体的感觉和原始的想法。象征符号通常传递非常快，尤其是如果有过量的信息单位进入大脑时，你必须使来访者回顾是什么触动了他，用语言来描述他的想法和反应，使他觉察到这个象征符号。一旦他的想法被表达，这种意象变得不再那么重要并且将不会在大脑中导致另一种想法。通常会产生的感觉现在被抑制，同时意象消逝，阻止了与想法有关联的心理和生理的感觉。

上述的情绪反应也会发生在你正在寻找来访者为什么产生一个特定反应的原因的时候，并且你会偶然发现原因。在那时，图像闪入他的大脑，眼神呆滞，并且这种征兆可能会立刻消失。同样的结果可以通过识别身体综合征的反射区域来得到，并且仔细审查每一个可能的原因，直到看见来访者的眼睛变得呆滞。即使问题可能与任何一个身体综合征的区域相联系，但当原因被确认时眼睛仍会变得呆滞，因为在那一刻，来访者做出了决定（放开问题），这个决定在哭泣综合征区域被反映出来。一旦来访者开始意识到他自己的暗示性意象，就可以在自我催眠中利用它，使用能给予他清晰图像和良好身体及情绪感受的正面象征符号。在自我催眠中，来访者不会用来语言表达图像，但是能够把图像作为意象放入他的脑海里。他必须觉察到来自意象的图像和感觉。直到这个过程变得在他脑海里根生蒂固，他才能大声地重复说出来，通过重复使意象不能被移除。

　　要理解象征符号，了解推理是如何进行的也能够有所帮助。假如你暗示来访者在某种情境下能获得更多信心，或者使他对缺乏信心的区域脱敏，你正在使用直白的暗示。通过推理来处理信心缺乏，你必须知道缺乏信心使来访者感觉如何以及缺乏信心所呈现的意象。例如，如果缺乏信心使他感到不满意或者尴尬，暗示他将在给定的情境中感到满意和舒适。这意味着他有信心。没有图像或者身体和情绪的反应，一个人不会缺乏信心。如果移除代表缺乏信心的图像，来访者会注意到图像的消失并且意识到（通过推理）他更有信心了。

　　矫正治疗对你的客户来说是很好的练习，可以帮助发现他们的象征标志以及找出这些标志对于他们的意义。

矫正治疗

　　矫正治疗是一种通过大脑意识创造的句子来揭示大脑潜意识象征符号的治疗方法。每个人都有自己的独特的大脑象征符号，确定这些象征符号会给你有价值的洞察力，让你了解如何构建暗示语。

　　矫正治疗的技术包括让客户写下一个表明他问题的句子，然后让他在每个单词下列出一系列四个或五个同义词。躯体型暗示感受性的个体会写一系列原来句子中每个单词的同义词；情绪型暗示感受性的个体会写出第一个单词的一个同义词，然后会根据这个同义词再在下面写出第二个同义词，等等。

　　这种方法不同的原因是躯体型暗示感受性的个体在第一句话以及他的同义词清单中按照字面意思直白地表达自己。既然他接受字面的直白暗示，矫正治疗的这种形式对他则是非常有效的。然

130

而，情绪型暗示感受性个体的象征符号更复杂，由于他们推理的意义有着细微差别。对情绪型暗示感受性的个体来说，为了揭示他们对特定个体的真正的推理意义，更间接一些的矫正治疗方法是有效的，因为它打破了句子并把句子的单词转化成摘要。

这里有一个对于情绪型暗示感受性来访者的矫正治疗的例子。

我	想	减	肥
女人	欲望	挫败	难堪
女性	缺乏	犹豫不决	难受
性别	想要	冲突	抑制
挫败	满意	痛苦	不安全

这是对一个躯体型暗示感受性个体的例子：

我	想	减	肥
女人	需要	失去	丑陋
女儿	属于	没有	过度肥胖
妹妹	个人的	除去	没有吸引力
情人	自我	拒绝	非女性化

最重要的是，让客户一次集中注意力于一个词及这个词对他意味的含义。当他专注于局部时，就失去了句子整体的概念。原来的句子表示的是对感觉意识层面的解释，同义词表示大脑潜意识中产生的象征符号。每个词代表更深地走入大脑潜意识，因为每当大脑意识负担过重（努力想一系列的同义词）的时候，大脑潜意识将接管过来。当他写到最后一个词时，来访者将感觉到第一个字到底对他意味着什么。因此，矫正治疗的最后一句话是最重要的。其他句子可以用作行为的线索，尤其是如果原因是表面的，

它们主要用于误导，为了让真正的潜意识象征符号浮现出来。

上面的例子中，情绪型的女性开始揭示出她正感觉非常挫败，通过吃东西来使自己满意，并对难以控制的不安全感感受着巨大的痛苦。她的最后一句话实际上代表了她挫败的感觉，因为她不能控制体重。

躯体型的女性感觉男性会因为她没有女人味会拒绝她。她并不真的相信超重会使她没有吸引力，但她担心男人会拒绝她，因为他们在乎的仅仅是她的身材，而不是她的思想。

最后一句话是进行治疗性暗示的线索。你可以这样暗示情绪型暗示感受性来访者：

　　我们将要消除你的挫败感和不安全感，消除任何可能导致失控感的冲突或痛苦。

不要具体地指出减肥。这种暗示蕴含着，如果挫败感消失了，超重也会消失。

对于躯体型暗示感受性来访者，你可以给出这样的暗示：

　　你减肥的动机是希望男人接受你的身体和思想，通过减肥，你将在做一些对自己有利的事情。

假如对症治疗的方法引起情绪发泄、症状加重，或者循环疗法尚未有效消除症状，可以运用矫正治疗。

一旦诱因消除，症状会随之消失。通过重复一个暗示观念在潜意识中强化诱因的删除，根除症状成为永久性的。

客户可以在家里写出一个矫正疗法的同义词列表，为他的治疗提前准备，正如写下晚上做的梦一样。如果结合梦境疗法强化潜意识的象征符号，矫正治疗会有很好的效果。

梦的解析

为了适当地利用梦境的自然发泄过程，需要对梦的解析有基本的理解。许多书籍和理论写了有关梦的象征，关于梦的解析也做了许多实验。我认为，梦境涉及每个人独特的潜意识的象征符号，对每个人来说，象征符号代表不同的事物。一个概括的解释不可能适合每一个人。例如，如果你梦见狗向你跑来，狗变成了一个象征符号。如果你爱狗，在你的生活没有任何与狗相关的不好的经验，那么这就是积极的象征符号。而对于害怕狗的人来说，它是消极的象征符号。在梦中每一个象征符号都完全和本人有关。

每个人都会做梦。你可以在 8 小时的睡眠时间中做梦 90 分钟。你的睡眠深度决定你是否记得你做的梦。你睡眠越浅，记住得越多；睡得越沉，记住得越少。

梦有三种类型。第一，发生在大约前三分之一的睡眠的梦被称为"愿望想法型的梦"。这些梦处理你白天发生的事件或者接受的想法。这种类型的梦对我们进行梦境分析的价值很小。

第二，发生在半夜，大约在你睡眠的三分之二阶段做的梦被称为"预测型的梦"。你的大脑会预测将要发生的事件。根据你日常生活中所听到的、看到的和经历的，你的大脑会不断积累信息，然后在梦里把结论以象征符号的形式表达出来。大多数情况下，这种类型的梦会完全忘记或只记住部分，所以很难分析。如果半夜被这种梦惊醒，为了未来的分析将它记录下来是很重要的。

第三，大约在睡眠的最后三分之一阶段做的梦称为"发泄型的梦"。这些梦对梦的解析最为重要。因为他们代表你正在清除过去或者现在的事件、创伤、怀疑和恐惧，反映了你不再需要将它们留住。它们必须作为发泄的过程被承认和接受，而不是被误解有预测的价值。发泄的目的是为了清除。如果你直白地把这些梦送回到你的大脑，而没有认识到它自然的治疗价值，你不会允许你的大脑释放它正试图释放的状态。

想要理解你的梦的象征符号就必须认识到，在梦中总是会有时间线索，会告诉你材料来自于你的生活哪个时期。例如，你做了一个梦，一切都似乎是在现在，除了一个自从十二岁以来你没有见过的人，这一线索表明你发泄的事情发生在十二岁。发泄的细节将由梦中发生的事件揭示出来。很可能要发泄的状况已经在你的生活中被反复强化，如果是这样，时间线索可以在梦中或者后续的梦中提供有关证据。时间线索还可以表明是根据现在的思想状态还是过去的思想状态来解读梦的象征符号。这个时间装置带你回到你想要发泄的状况并把它带到现在。有些梦可能涉及过去许多不同的时期不相关的人或事。如果是这样的话，你在经历特别状况的所有不同的场合都得到了发泄。只要梦以象征符号和时间线索为基础被有意识地理解，梦会消除它所反映出的状况。

以下是使用梦境治疗的一些主要原因：

1. 如果发泄被阻止了，梦境治疗可以使它开始

梦是人与生俱来的唯一自然的和完全的发泄过程。因此，梦允许我们卸掉白天清醒时不能处理的过多积压的信息单位。

在梦中发泄可能被不愉快地循环的噩梦、恐惧或者恐怖症，以及对早前累积的信息单位的误解而打断。这些状况会导致一个人不安、辗转反侧，并在夜间多次醒来，从做梦周期中脱离出来。一旦做梦过程被阻止或者被打断，困在大脑中的信息会积累，逐步产生焦虑的势头，最终导致身体和精神上的痛苦。在这一点上，梦境疗法对于将人带回正常状态显得尤为重要。

2. 在没有明显线索的情况下探寻某个症状的起因

在意识疗法里很多起因是难以捉摸的，因为它们抽象并且源于象征符号。例如，一个人重复做一个梦，梦里他的身体无法动弹或者不能开口说话，随后从梦中惊醒，这也许反映出对于睡梦中死亡的恐惧，正是这种恐惧唤醒了他。于是这个人在除了对梦的误解之外没有实际缘由的情况下，表现出对失控的恐惧的症状。

另一个常见的梦的象征符号是杀死某个人的行为。意识上，这可能预示内疚、害怕，或者是担忧杀人带来的后果。然而在潜意识中，它可能象征着摆脱某个人，只不过在梦中表达出"我真希望他死了。"

3. 第一次咨询结束后，评估你的暗示的效果

暗示顾客记住他的梦有两重目的。首先，可以让你衡量你的暗示的效果如何，因为来访者发泄出来的反应往往和你的暗示完全相反。换句话说，如果你的暗示是自信，来访者可能梦到没有信心的情况，发泄出缺乏信心的感觉，因此，建立了新的自信感觉。其次，如果客户声称治疗之前记不住所做的梦，暗示他一定会做梦，这不仅能够让他记住他的梦，而且增强了他对催眠疗法的接受度。也就是说，他做梦的事实显示你的暗示起作用了。

4. 消除由梦引起的症状

如果梦在任何时候都被准确地忆起，而不是被看作发泄的工具，它们就会成为很强的暗示。通常，在这种情况下，由于信息单位的累积，来访者感觉焦虑而处于高暗示感受性状态，因此，他在潜意识里把梦当作真实发生的事。如果他梦到一场灾难，但不能理解这场梦，他就会担心灾难即将发生，从而增加了焦虑形成的可能性，并且产生所

有的恐惧症状。

5. 理解心智的象征符号

有个很好的例子就是，矫正治疗的最后一个句子是特定个体心智的象征符号。成长中孩子的暗示感受性因受到生活事件和学习方式的影响而渐渐成形，潜意识的象征符号也由此被创建。孩子经历了许多发展阶段，从出生到八岁，他的潜意识形成了很多象征符号，这些将会伴他一生。当一个人长大后，童年时期的象征符号仍然伴随着他，他的潜意识联系的不是现在，而是在特定象征符号形成时对他的意义。相同的意义同样会在梦中反映出来。例如，如果一个人有一个关于枪的梦，梦中的时间是七岁，这是他发泄童年的象征符号的表现，而不是当前的现实。如果从字面上直白地理解的话，枪或许对于他就像是玩具。如果从推理上理解的话，它可以表示枪对于他代表什么，比如，当时他所扮演的角色或者枪给他的感觉（权力，好处，坏处等）。如果一个人梦到枪，并且梦里发生的时间是现在，根据他目前和枪相关的经验，它可能代表武器或者是对于死亡的恐惧。

6. 确定焦虑消除的时间

做梦的过程可以表明焦虑消退的时间，因为在那个时候，与焦虑有关的梦境开始逐渐减少，人的睡眠既不会深而长，也不会浅而短。当然，除此之外，在醒着的时候他会感到压力减少。

7. 确定重复做梦的原因

反复出现的梦是大脑试图移除被个体误解和（或）意识不接受或不理解的事件的方法。他拒绝或没能力去摆脱与那个特别的梦相关的症状。一旦反复出现的梦被分析和被理解，无论是有意识的还是潜意识的，它通常将不复存在。然而，如果这个梦被错误地分析，它将更频繁地重复出现。很多时候，在没有治疗干预的情况下，早期生活中反复出现的梦将不复存在。这意味着与梦有关的状况已经经由意识过程得到了解决。例如，一个十几岁的少年可能会反复出现这样一个梦境：他好像是在飞翔，而每个梦的结尾，他都看到了自己的坠落。在这种情况下，飞翔表示他需要逃离目前的环境，而坠落则代表他对不能靠自己成功逃离的恐惧。最后，他离开家找到了一份工作，还拥有了自己的公寓，并开始养活自己。在那个时候，梦境将不再发生，因为他解决了冲突。

随着人的成熟，每个人都会经历一系列的发展阶段，在每个阶段必须放弃某些行为，并采用一些其他的行为。如果环境使他远离正常的发展，错过生命的一个阶段，他都将试图通过梦境来再次体验这一阶段的活动和行为，直到满足他在适当发展阶段未能满足的需求。例如，如果一个人在生活中被迫很早地工作，那么当他拥有了一定程度的经济实力时，他可能会产生求知欲，他的梦境将开始把他带回到学生时代。如果这些梦境发展成循环的特性，他可能会尝试经历这些事件在成年人生活中，例如，回到学校取得学位。

8. 在开始治疗之前，找出某些抑郁的人不记得梦的原因

当一个人变得非常抑郁时，他的身心为了发泄压力和困惑，对睡眠的需求就会增加。抑郁会使人的大脑和身体疲劳，导致睡眠时间更长且更深。如果导致抑郁的情况不能停止或减轻，人就会逃避到深入的睡眠中，他抑制做梦的过程最终会经历整个梦境的记忆缺失。如果通过治疗，导

致抑郁的情况被消除或者被改变，人对又长又深的睡眠的需要就会减少，他将开始发泄更多，睡得更轻，并且能够记住所做的梦。一旦这种情况发生，梦可以作为治疗的辅助进行分析。

9. 理解梦是如何增加问题的

梦所造成的最常见的问题是个体自己对做梦的误解，或治疗师对梦不正确的分析。例如，如果一个人做了一个梦，再次体验过去的一件事，梦中他粗暴地对待一个朋友或亲戚，醒来时他误解自己是一个坏人或者拥有不能接受的欲望。这种误解可能会导致他们重新经历负罪感，而事实上，梦可以作为一个去感受、发泄和释放感觉，并逐步解决问题的机会。

10. 认识到梦如何提供虚假证据（如果身体状况被刺激，如在深夜暴饮暴食、酗酒或吸毒）

很多时候，梦可能提供虚假的迹象，这是由于睡觉前发生的事件导致了生理反应。例如，如果一个人深夜吃了很多东西，他可能会梦到身体灾难，这是因为他的肠胃一直努力地工作去消化食物，他正体验通常睡觉时不会出现的生理活动。如果某个人在睡眠时感觉很冷，血液快速流到体表以保护体温，也会导致噩梦的产生。这可能使一个恐惧反应信号传送给大脑，导致身体痉挛颤抖，并且做出可怕的梦。此外，酒精或毒品的药效渐渐消退在做梦的过程中可以增加抑制反应，激发害怕失控的梦幻觉。对失控的恐惧作为未解决的冲突可以被带到清醒状态中。

要洞察如何分析梦，好的方法是和你的客户协作，直到你非常熟悉他的心智接受观念的方式，以及影响他生活的状况，而且只有到那时，才能够根据他的行为分析他的一系列的梦，解释每个象征符号。然后写出你认为适合这个人的行为的象征符号的梦。只要稍加练习，你就能预测到他会做什么样的梦，通过在治疗中给他做梦的暗示。

当你开始对客户进行梦境治疗时，他所做的梦将开始符合你给他的暗示，这些暗示将系统地使他心智中的负面情绪象征符号发泄出来。在开始的时候，他会梦见过去的情况。当他梦到的事情都发生在现在，他从梦中醒来会感到很舒服，这时候梦境治疗就可以停止了。

第七章
客户特定行为的催眠治疗

高暗示感受性和解除催眠

一个人的暗示感受性是他学习的方式。换句话说，暗示感受性是一个人接收和解释来自内部和外部信息单位的方式。每个人的学习的差异既是暗示感受性不同的原因，也是不同程度和类型的暗示感受性的结果。高暗示感受性（hypersuggestibility）是指一个人在意识状态下对暗示感受性做出的反应，和在催眠状态中的反应一样。

当一个人处于催眠状态时，他通过感官体验的，或者他认为通过感官体验事物的感受性增强。在大部分情况下，当来访者从催眠状态中唤醒后，这种增强了来访者的接受性和感受性的意识改变状态会被封锁起来。然而，高暗示感受性来访者的这种感受性在清醒状态中并没有被封锁，这就意味着他在意识状态中，也有着与催眠状态相同的较强的感知能力和感受性。

高暗示感受性状态是由过多的信息单位引起和触发的，会导致个体试图逃脱这种高强度的信息输入。当信息单位带来的威胁大过逃跑机制时，为了从过多的信息输入中解脱出来，个体就会允许逃跑机制接管。这给他带来暂时的安慰，然而个体在这种状态的时间越长，他长久处于高暗示感受性的可能就越大。

在意识状态，我们发展了一些生存机制，使我们能够抑制感受和情感，然而在高暗示感受性的状态中，这种机制是缺失的。这正是高暗示感受性成为一种临界状态的原因，它使得催眠状态成为移除高暗示感受性的有效工具。在这种情况下催眠是最有效的，因为你可以利用来访者对于积极变化的感受性，而不会受到来访者的防御机制的阻碍。

有一种高暗示感受性来访者是天生的梦游者（somnambulist），他们需要经常解除催眠（dehypnotization）。他们中的许多人在明显的恍惚状态中四处走动。这种类型的来访者在躯体上和情绪上都能感受很多，并对外界环境反应强烈。他们或许会发展出精神疾病作为逃脱现实问题的方式。多数精神疾病患者是天生的梦游者，但是，这并不意味着多数梦游者都患有精神疾病。高暗示感受性而非梦游者的来访者（指那些不能通过患精神疾病逃脱现实的人）总是存在这样的危险：一旦焦虑值达到了处理不了的程度，或许会选择自杀来解脱。然而，天生的梦游者基本不可能通过自杀来解脱，因为他们可以退缩到自己幻想的世界中。

因为高暗示感受性在情绪型暗示感受性的来访者中要比躯体型暗示感受性的来访者中更为常见，所以更多的情绪型来访者往往需要解除催眠。当情绪型暗示感受性的来访者从催眠状态醒过来时，你常会听到他们这样说："*我什么都没有感受到；我听到你说的每一句话；我随时都可以睁开眼睛，如果我愿意的话；我不能被催眠。*"这些是意识层面的感觉，而非潜意识层面的感觉，是因为你影响了他们的心智批判区引起的，而这跟你催眠他们时所做的暗示有关。一个说自己不能被催眠的人事实上意味着他容易受你影响，他害怕被催眠。如果一个人防御和批判性很强，你应该在催眠之前就告诉他，当他醒来的时候，他很可能会说他本可以移动身体、睁开眼睛等。那么，当他从催眠状态中出来，真的开始复述你所预言的内容时，这会给他造成一定的冲击并有利于打破他的心理障碍。由此他的暗示感受性将会在下次催眠时有所改变。

许多情绪型高暗示感受性来访者在走进你的大门之前就已经进入了一种催眠状态，这是由他们对自己进入催眠状态的预期造成的。这种类型的来访者在进入催眠状态之前，也会受到所给想法的影响。因此，在你催眠他之前，总是要先告诉他你将如何引导催眠，以及一旦他进入催眠状态，你会针对哪块区域工作。当他倾听的时候，他或许认为这将不会起作用，但是同时，他接受了你所说的每一句话。既然他并不认为他已经进入了催眠状态，所以他不会觉得受到威胁或者想要防御。

当他闭上眼睛，快速眼动立刻会发生——这证实了他已经处于催眠状态。因为他不想你影响他的躯体，所以他在你有机会催眠他之前就躲进了催眠状态。然而，你必须认真执行引导他进入催眠的每一个步骤，并且对他说："*深沉地睡着*。"这样他就会相信他确实被催眠了。一旦这些事情都做完了，他可能会变得具有防御性，因为他害怕被你控制。因此，你只能给他一些一般的幸福安康之类的暗示，然后唤醒他。

当他睁开双眼，你会发现他们目光呆滞无神，仍然处于非常容易接收信息的状态。因此，对一个高暗示感受性来访者来说，刚刚唤醒后对他说的话与在催眠状态时对他说的话同样重要，因为他依然很容易受暗示影响。催眠师有意识的暗示不会令他觉得受威胁，因为他觉得自己完全受自己掌控。一旦他意识到他正在回应你的暗示，他将开始意识到他的暗示感受性可以有助于他，他的反抗也会逐渐减少。

情绪型暗示感受性来访者倾向于对催眠师的暗示做出延迟反应，因为这些暗示通过推理而不是直白暗示的方式，绕过了他们的躯体，影响他们的心理。通常，在意识层面他们不能理解推理暗示的意义，这些暗示所传递的思想却可以到达潜意识。他可能需要几个小时甚至几天才能有所反应，但是如果你正确地给出了暗示，该来访者终将会体会所有这些暗示的影响，并且变得非常接受催眠疗法。如果你看起来好像失败了，不要归咎于来访者，是你对情绪型暗示感受性的误解造成的。

情绪型暗示感受性来访者往往具有这样的高暗示感受性，以至于烦扰、沮丧的事件或者对他说过的事情，在事后仍然会对他造成影响，正如暗示会在催眠状态下对他造成影响一样。因此，当他感到创伤引发时，造成创伤的原因已经过去很久了，他并不知道是什么引起他不开心或者抑郁。比如，这种类型的来访者可能会告诉你，他正开车的时候，前面有辆车突然转弯差点撞上他的车。他把车开回家的时候并没有任何紧张不安的感觉。但是第二天早上醒来的时候，没有明显原因的，他感到震颤。而另一方面，躯体型来访者会在事故即将发生的瞬间感到紧张并且紧张很快会过去。从情绪型来访者身上消除这种紧张，你需要使他意识到紧张的原因。如果他不被告知原因，类似的情况将会对他造成困扰，增加他的高暗示感受性水平。如果他开始觉得自己的感觉不可信或者不知道原因，他将发展出更强的防御心理从而使问题恶化。

在高暗示感受性状态中，躯体是紧张和焦虑的，会向大脑发送很多不必要的信息单位。通过在催眠状态下放松身体，来访者可以消除许多额外的信息单位，并且为放松的身体和大脑之间创建一个联系。为了防止一个人长久地处于高暗示感受性状态，你必须通过催眠的方式来帮他解除催眠，带领他进入一种超过他目前催眠状态的深度，通过循环治疗的手段使他面对和消除引起高暗示感受性的条件，然后封闭他的暗示感受性以便他能够控制自己的高暗示感受性的倾向。无论来访者处于被引导的催眠状态，还是自我引导的高暗示感受性状态，解除催眠基本上是以相同的方式完成的。

为了帮助个体解除催眠，你必须理解暗示感受性，理解各种影响因素是如何起作用的，以及来访者是如何通过推理的或直白的暗示受到情绪方面的影响的。如果你向他推理某个想法，会使他产生明显的情绪反应，或者你的暗示会在他认为自己处于清醒状态时在生理上影响他的话，你就可以向来访者证明他处于一种高暗示感受性状态。如果他在清醒状态时确实感受到了你的暗示影响，会提升他对催眠状态的信心，会变得更容易接受你的暗示。

解除催眠的机制如下：

把来访者带入比他之前经历过的更深的催眠状态。根据暗示感受性的不同，通过推理或者直白暗示告诉他，他不再容易受外在消极因素的影响，他的自信水平会逐渐提高。之后针对引起他高暗示感受性的行为缺陷做暗示。例如，对他无法做出个人决定（通常伴随着高暗示感受性的一个特性）进行处理。必须牢记的是，由于过多的信息单位输入，来访者对挫折的耐受性也降低了，然而这种耐受性一定要提高。暗示他正在变得越来越平静，越来越放松，再也不会被犹豫不决、因过去的事情引起的紧张和焦虑搞得精疲力尽。暗示他将会更加清晰地看事物，他的紧迫感也会消失，他会感受到，因此也会去相信，有利的结果即将出现，因为他在这种状态下看到和感受到了它们。

之后，开始循环疗法，向来访者解释他将在潜意识里想象一些情景。例如，如果环境条件对来访者是压抑的，就让他创造一幅自己早晨在室外散步并仰望天空的心理景象。天空中布满了烟雾，这使他非常烦恼，开始感觉压抑，伴随着压抑的是一种无力感。让他沉浸在这种感觉中一段时间，然后突然把他拉出来，告诉他这个情景已经过去了。之后给他一系列积极的观点和想法，引导他感觉幸福和快乐，或者任何能够替代这种压抑和无力感、让他比进入催眠状态之前感觉更好的感受。你或许可以告诉他，每一次他被烟雾困扰时，都会意识到这是环境的一种情况，人们正在处理它，这只是他生活中微不足道的一件事情。如果他可以做些事情改变它，他会考虑这件事，但是既然他什么都做不了，他也不会让它烦扰自己。他活在当下，并且今天有更重要的事情去做，因此，他打算面对这些烟雾并且忽视它们。他将会发现，越是允许这些事情烦扰他，这些事情对他的烦扰就越少。

再一次，让来访者想象在室外散步，并仰望满是烟雾的天空。明显的，这次对他的影响较小或者没有影响。如果他的消极反应没有充分减弱的话，重复这个过程，直到它们充分减弱为止。循环疗法可以用来治疗任何引起高暗示感受性的创伤或其他任何不良反应。

消除高暗示感受性，使来访者准备好封闭过程的重要工具是逆向反应法则。换句话说，在催眠状态，你必须不断通过给暗示来挑战来访者，之后再逆转。比如，如果你告诉来访者他的手臂挺直、僵硬，通过告诉他，他越尝试放下手臂，手臂就会越挺直越僵硬，来挑战他。一旦这种强有力的暗示发挥作用，重复上述循环，这样告诉他：

你的手臂挺直、僵硬，你会发现，当你尝试弯曲它的时候，你会变得强壮，你打破暗示影响的能力也会变得更容易。

一旦来访者能够移动、弯曲他的手臂，植入以下新的暗示：

每一次你发现别人给你的暗示不利于你的幸福，你可以立即发出指令，你的大脑将会变得有更强的自控力和意志力，你将能够打破这些暗示的影响。

解除催眠的最后一个步骤是封闭来访者的暗示感受性，防止同等状况再次发生。这仅仅涉及下列暗示：

对于任何不利于你幸福的事情，你再也不会易受影响了。你只有在选择进入催眠状态和给予口头同意后才会容易受到影响。

从这一刻起，为了加强封闭程序的效果，确保以后不会出现高暗示感受性的行为，通常需要在催眠来访者之前征得他的同意。最后，唤醒来访者，重复"完全清醒"两到三次，确保他已经完全清醒了。

通过将来访者带入比他之前所处的更深的催眠状态，封闭他的高暗示感受性，接着唤醒他，你建立了三个非常强的条件，超越和替换会将其带入高暗示感受性状态的对外界环境的条件反应。

改变暗示感受性

很多时候，对来访者进行治疗时，你会发现改变他们的暗示感受性很有必要。极端的躯体型暗示感受性很少令人满意，因为大多数人要处理情绪问题。针对情绪问题的治疗如果想要见效，需要一定的情绪型暗示感受性。

如果来访者缺乏情绪型暗示感受性，你必须去开发它。要做到这一点，使用手臂僵直，然后做如下逆转：来访者不能弯曲他的手臂，他越尝试去弯曲，手臂变得越僵硬。当他尝试却不能弯曲手臂时，应用联系法则，告诉他，越是尝试，他微笑或者大笑或者感到恐惧的倾向将变得越强烈。尽管恐惧是消极情绪，然而在一些积极情绪与人格不相符的案例中却非常有效。因为恐惧在这独立的情况中仅与"手臂僵直"联系起来，这不会对来访者造成负面影响，或者继续影响他生活的其他方面。你的目的是促使来访者将一个消极或者积极情绪与强烈影响他的躯体型暗示联系起来，从而提高他的情绪型暗示感受性。

你常常会遇到情绪型暗示感受性的来访者，基于他想要解决问题的类型，一定要提高其躯体型暗示感受性。在这些案例中，一旦达到足够的易暗示感受的深度，你可以使用联系法则促使来访者将躯体感觉和有关的情绪感受联系起来。比如告诉他，在几分钟后，当他感觉自己微笑时，他会发现微笑变得更有感染性了。当他对这个能够影响他的情绪行为的暗示做出反应时，接着暗示他的下颌会变得很沉重。这会使他产生之前没有体验到的沉重反应，直接向他暗示，这种躯体反应会提高他的躯体型暗示感受性。

因为微笑不仅是情绪反应，也需要身体动作，它可以通过一种更直接的方式，当作提高躯体暗示感受性的起点。换句话说，一个人或许会在心里笑而不表现出来。如果你确定客户是这种情况，你可以使用一种带笑的语调来刺激微笑的躯体表现。他在心里笑的事实促使他对该内心感受变得易受影响，在躯体上表现为露齿而笑。当这一切发生时，你已经影响了你的来访者的躯体，从而使他的躯体型暗示感受性提高。

一般的自我完善和自我激励

寻求一般自我完善治疗的来访者 80% 是女性，年龄在 19~30 岁；男性相对较少，大多处于 30~50 岁。

自我完善治疗的客户在咨询一开始通常会说："我想要更好地

了解自己。"他们总括性的陈述具有误导性，因为这些人想要彻底的行为改变，而不是只增加知识。他们来治疗是因为他们生活的某些方面不再令人满意，对此他们想要做些什么。例如，他们或许认为他们缺乏令人满意的人际关系、事业方向、与他人良好的沟通方式、对自己性行为的理解、想要的教育、良好的记忆力，或者处理日常生活事务做决定的能力。他们或许有职业或者经济的不安全感，与父母或伙伴起冲突，或者是源于宗教信仰的冲突，抑或是一种包罗万象的无助感（通常被来访者表达为自卑感或者是时不我待之感）。这其中的任何一种情况，或者是情况的组合，都会促使他们来寻求治疗。

总的来说，这些人是催眠疗法最佳的客户，因为他们非常认真地对待他们的治疗，并且朝向他们的目标努力配合着。对于他们来说，治疗往往进展得很顺利，尽管重大的生活危机或变故可能导致治疗的危机。

自我完善治疗的主要部分包括给予意识层面的反馈以及提供一个方向和一系列目标。自我完善治疗比其他治疗更容易用一种按部就班的方式概括。一个好的工作模式如下：

第一次会话：让来访者谈论自己的问题，让他把能说的一切都告诉你。如果需要的话，使用问卷，尤其是性特征问卷。向他们解释他们的性特征，这足以说明他们的行为是正常的。解释暗示感受性，测试他们的暗示感受性，催眠他们。当他们处于催眠状态时，给予他们幸福和自信感觉的暗示。

第二次会话：开始释梦治疗，建议来访者将两次咨询中所想所感记录下来（这可以提高来访者在意识层面的参与度，以及提高他们的价值感和自尊）。告诉他们来第三次会话时带来他们想要达到的、所有的、具体的自我完善改变的清单。催眠他们并给予感觉自信和自我价值感的暗示。

第三次会话（及之后）：让来访者交出他们所有想要改变的清单，并让他们决定哪一项是首先想要深入处理的。第一项必须是你在治疗阶段能够获得有效结果的，但是一定不要是很小的一个点。否则，来访者会失去兴趣和动力。概述处理第一项的计划，然后采用催眠和意识讨论的方式着手处理。每一周，让来访者指出他们已经在目标项目上行进了多远，用 1~10 打分。当到达 10 分并且维持在这个水平上，该问题就被解决了。在其他目标项目上继续沿用该模式。

有时，来访者会抱怨他已经完全失去动机了，以至于没有足够的动力致力于自我完善。这样的来访者通常是被他的配偶或者亲属强迫来参与治疗的。显然，这样的来访者必须要变得有动机之后，他行为的其他领域才能有所改变。

因为动机完全是纯粹潜意识的，并且涉及情绪感觉，你必须首先逐渐向来访者灌输意识层面对动机的渴望。在不同行为类型的个体身上达成这一目标的基本线索是：对于躯体型性特征／躯体型暗示感受性的个体，动机源于足够的成功，可以向别人炫耀自己的成就；情绪型性特征／躯体型暗示感受性的个体必须接受别人对他成功的恭维赞美；躯体型性特征／情绪型暗示感受性的个体必须提高物质占有度；情绪型性特征／情绪型暗示感受性的个体最关心潜在的收入及其可以带来的权势。

和帮助高动机的来访者一样，很有必要帮助没有动机的来访者设定目标，最好是短期的可以实现的目标。另外，你必须在他的潜意识中激发他已达成目标时的感觉。让他视觉化或者想象他的目标，以及一旦他达成目标时将要拥有的感觉。持续使用这种方法直到他能够将感觉与渴望联系起来。当他能做到这些的时候，他就真的有动机做出更多的改变和成功。

低糖血症

之所以包括这部分内容，是因为低血糖的很多症状也是情绪失调的症状，在低血糖案例中催眠师可能会感到困惑或被误导。比如，他或许会发现，在没有明显原因的情况下，缓解这些症状的方法却完全没有效果。如果情况是这样，他需要考虑这样一种可能：引起情绪问题的原因就在于躯体问题，比如低血糖。

当没有足量的血糖给构成躯体和器官的细胞供给能量时，就会出现低血糖。因为身体的能量之源是糖，当血糖不足时身体也不能正常运转。患低糖血症的倾向要么是从父母那里遗传的，要么是在怀孕期发展的。如果母亲在孕期患有低血糖，则婴儿也相当容易患上低糖血症。然而，最常见的诱因是身体或情绪压力（尤其是强烈的或持续不断的压力）和不良的饮食习惯——以摄入过多碳水化合物以及不足量的蛋白质或者摄入过量的化学物质（如酒精和毒品）为特征。

低血糖的常见症状有：

（1）过敏易怒、抑郁、神经紧张、焦虑。

（2）处理事情的能力减退。

（3）慢性疲劳或虚弱，尤其是在早晨。

（4）体重无法增加或减轻。

（5）躯体型暗示感受性降低（然而书面问卷显示出极端的躯体型暗示感受性，行为测试躯体型暗示感受性很低）。

（6）感到恐慌或者失控。

（7）头痛。

（8）思维混乱或健忘。

（9）难以集中精力。

（10）难以控制脾气或者情绪。

（11）失眠，做噩梦。

（12）颤抖和出冷汗。

（13）心悸。

（14）对咖啡、酒精、烟草或者毒品上瘾。

（15）嗜好甜品和点心。

（16）过敏，哮喘。

（17）阵发性眩晕，失去平衡，晕头转向。

（18）抽搐。

（19）视力模糊。

（20）皮肤瘙痒的感觉。

（21）性欲减退。

（22）恶心。

（23）肌肉疼痛，腿抽筋。

（24）胃肠不适。

（25）恐惧症。

（26）偏执症状。

（27）精神崩溃。

（28）自杀观念。

　　这些反应通常在长时间未进食（比如，早晨起来的第一件事）后，或者未进食蛋白质一段时期之后，抑或是摄入含糖量很高的食物之后发生。当然，更多极端的反应常发生在长期患有此症者。

　　如果你怀疑来访者患有低血糖，就把他转给医生或者是能够做5小时葡萄糖耐量试验的低糖血症方面的专家。低血糖通常可以通过饮食控制。一旦有这些状况的个体拥有稳定的、健康的饮食模式，催眠就会有效地移除其他关联症状、习惯性恐惧或者由于生理状态而引起的症状。

提高记忆力

催眠状态可以产生或者增加一系列有助于提高来访者记忆力的行为。例如：

（1）催眠可以被用来增强来访者对需要记忆的重要材料的理解力和专注力。

（2）催眠可以帮助来访者放松，这会使其能够更好地管理意识心智的注意力。

（3）在催眠中，来访者的个人幸福感会被提升，这种感觉同所有自我完善领域的成就都紧密相关。

（4）来访者对良好记忆力的动机和渴望会在催眠时被提升。

（5）催眠有助于消除来访者对于完不成目标的失败的恐惧。

（6）催眠可以提高来访者对以前学习的材料视觉化的能力，这有助于产生所谓的摄像式记忆。

（7）催眠状态中给出提升记忆力的有利暗示，相比于在有意识的治疗下给出的相同暗示更持久。

当要提高来访者的记忆力时，通常要把以下方面纳入总体的计划中。

当你开始提高一个人的记忆力时，你可以通过简单地移除他们过去的阻碍或者在多数人心中普遍存在的消极思维。例如，不要在头脑中挤满细节和不必要的事实。人类的头脑是如此巨大，终其一生都无法被填满，我们有能力记住我们所看、所听、所经历的每一件事。我们能够回忆起我们想要记得的几乎任何信息——"想要"是关键词。

当你致力于记忆力提高时，给予来访者一系列刺激他想要去记忆的暗示，让记忆成为一场脑力游戏。帮助他学习如何夸张。因为头脑会接受夸张，并且不会忘记那些恰当输入的夸张，利用简单、夸张的视觉化让来访者牢记夸张对记忆力提高的价值，同时建立他对自己记忆能力的信心。

比如，你可以让来访者想象在山坡上有座橙色的房子，它没有门，也没有窗户。屋顶上有一根约9米高的旗杆，在旗杆的顶上是一面小小的信号旗——画着井字棋。从信号旗垂下来长长的银色链条。在链条的底端，钩住了一只重达约79千克的蓝色的猫。现在，这只猫正在努力地爬向房子的侧面，房子的侧面满是小轮胎，小轮胎连续地从房子上掉下并滚落山下。这些轮胎滚到一棵小小的摇钱树处，钱从这棵摇钱树上落到地面，来访者看到自己在捡钱，这些钱上写满了"想象"。

当来访者被要求在一个小时或者一周后复述这个故事，并且由于这些是荒谬的夸张，他可以毫不费力地回想起每个细节的时候，这个看起来荒谬的练习的目的就会明显起来。作为一种强化，暗示他想要记忆任何事情的时候，给记忆增添夸张的手法。他也会不断地给他的思维模式增加他"确实记住了"的事实，消除任何与记忆有关的消极思维，并且永远不会告诉自己"我记不住"。

简单的暗示，比如，你的专注力、你的保持能力、你的回忆能力以及你的记忆力一直在提高，是有效的催眠暗示，因为它不但刺激来访者成功提高记忆力的愿望和动机，而且激发了对于记忆提高的自我期待。

咬指甲

咬指甲可以是焦虑的一种症状，或者仅仅是一种神经紧张的习惯。当它是一种神经紧张的习惯时，来访者通常不会意识到他正在咬指甲。他或许会在沉浸于一部电影、一本书、一次谈话或者是他自己的思考时咬指甲，但是一旦他注意到这种情况，他能够马上停下来而没有心烦或焦虑的迹象。

如果咬指甲是一种焦虑迹象的话，一旦个体注意到，他就会变得紧张或者心烦。焦虑总是在个体感觉处理不了某些事情的场景中出现，如学校考试、新工作或者是关系中的问题。当咬指甲是焦虑引起的时候，必须为它找到替代物。替代物可以仅仅是意识到克服咬指甲带来的回报，或者必须是明确的实质性的替代物。

因为咬指甲者通常是紧张不安的，更多使用父亲式的引导，比如手臂抬起测试。在这个案例中，手臂抬起的唯一缺点是，指甲是暴露在外的，如果来访者对这种状况特别不自在，则会延缓引导的速度。那么，避免这个问题的最好办法是用一种父亲式的模式直接目光凝视引导。

一般的消除咬指甲的暗示包括放松、消除紧张、焦虑和压力，以及提高戒掉的信心和动机。让来访者视觉化或者想象修长的、干净的、有吸引力的手指甲常常是非常有效的。然而，有时修长的、干净的指甲作为替代物并非有足够强的动机。如果这个暗示作用不大，就需要更强的替代物。

如果发生这种情况，你必须对症治疗，让来访者选择实质性的替代物，比如美甲套装、指甲剪，或者其他可以提升指甲意识的激励措施，并且让他做一些代替咬指甲的事情，任何一种新的需要使用手指或者手指甲的爱好都是很好的替代。

如果对症治疗不管用，则必须找出原因。最常见的原因很可能是兄弟姐妹间的怨恨，或者儿童期对父母约束的反应，这种反应变成了自我长期存在的一种满足或者固着的形式。回溯可以被用来找出原因，接着用循环疗法可以消除该原因。

失眠

睡眠是一种习惯。失眠，或者整夜里无法入睡，其诱因有很多种。最常见的是，失眠被归因为摄入咖啡或者茶、饥饿感、噪声、太热、太冷或者闷热天气等。对于某些人来说，相信这些原因，能使得他们真的引起失眠。然而，无法入睡通常是由于头脑过于活跃引起的，大脑试图处理现实中的问题、紧张、焦虑或者疼痛。仅仅对明天要发生的激动人心的事情怀有期望就可能导致在前一天夜里难以入眠。但是这种偶发的失眠无须担心，因为一旦期望的事情已经发生了，失眠就会自己终止。然而，对于那些源于情绪问题的失眠患者来说，想要拥有良好的睡眠必须先解决情绪问题。对过去的恐惧、对失控的恐惧或者对死亡的恐惧也可能导致失眠。

通常，遭受失眠症的个体会做一些常见的但不成功的尝试来克服失眠，如数绵羊、喝热牛奶、阅读、锻炼、休假等。这些充其量只是暂时性的办法。然而，失眠是催眠疗法最容易解决的问题之一，尤其是当它源于太紧张或头脑过度活跃时。一次催眠治疗后，即使没有任何跟解决失眠有关的暗示，来访者通常也能在当晚睡得非常安稳、深沉，因为他体验到了身体的完全放松。

当然，也可以直接暗示来访者入睡迅速，整晚睡得香、睡得沉，当他早晨醒来时，他会警觉而有活力，伴随着幸福之感。应该给他催眠后的暗示：每一次来访者想要入睡时，开始从 100 到 0 倒着数，在他离数到 0 很远的时候，他的头脑将会不知不觉的漂入一种平静的状态，他的潜意识会把他带入睡眠状态。

一些恰当的建议可以在意识状态给予来访者，如：

——每天专注于放松

——消除睡觉或者不睡觉的想法

——选出舒服的姿势并保持，直到睡着。因为在床上翻来覆去会导致失眠

——避免对睡眠非自然的帮助

——在噪声或疼痛的状态下练习放松

这些建议的目的是使来访者意识到如何用新的、积极的条件和习惯替换旧的条件和习惯。

口吃

通常来说，口吃的人具有高暗示感受性。高暗示感受性个体的口吃可能有多种原因，包括不安全感、小时候害怕在班级前面讲话、专制和强势的父母、对其他口吃患者的认同、对死板的权威的反抗，或者仅仅是糟糕的发音导致的支支吾吾。

利用催眠治疗口吃最有效的方法是对症治疗。通常的暗示模式是：

你很放松。紧张、压力和恐惧都消失了。你很平静、自信，你不会口吃，你的声音里不会感觉到犹豫。你的大脑和你说话的声音非常和谐、同步。你说得慢而谨慎，即使你现在就尝试，你也不会口吃；你尝试得越多，就越不可能口吃。

下一步，不唤醒来访者而只是让其睁开眼睛，让他跟你说几分钟话。一般来说，口吃者不会在催眠状态中口吃。这种不能口吃

的状态可以被用来建立一个新的说清楚话的自然状态的标识。如果他能够不带口吃地说话，暗示他再一次闭上双眼进入更深沉催眠状态。用一种有节奏感的、令人非常信服的、自信的、命令式的方式说以下内容：

> 现在你已经向自己证明了口吃是不可能发生的……因为你很放松。这种放松状态变成了永久的习惯，每一天，你开始缓慢、谨慎和自信地说话。现在你知道对口吃的害怕已经消失了，新习惯在你的头脑中变得非常突出。你强烈地渴望有效、缓慢和有节奏地说话，当你这么说话的时候，你确实考虑了从你嘴里说出的每一个词和每一句话。

当来访者处于清醒状态，他跟你说话时，让他集中注意力在你的额头上面，或者其他能吸引注意力的点上面。当他这么做的时候，他的注意力直接从他的口吃上转移了。他越专注并意识到自己的问题，就越会口吃，而越专注于其他事情，就越不可能口吃。

口吃的来访者或许会被鼓励唱歌和背诵演讲词，因为这两种方法都能够促进声音韵律感的发音。然而，教给口吃患者自我催眠是不明智的，因为他们的高暗示感受性。而且，最好保守地使用回溯，如果不得不用的话。当然，要一直不断地强调不口吃的重要性，并且讨论当他能够毫不犹豫、自由说话时他的生活提高的各个方面。

口吃患者应该每周来访两次，共约 15 次，这样才能充分强化他对全新的、正确说话能力的永久信心。

儿童尿床

儿童尿床并不罕见。医学术语把尿床叫作遗尿。尽管它很讨厌，但是不会引起惊慌，除非当一个孩子到达应该停止尿床的年龄还一直在持续尿床，或者一个停止尿床的小孩重新开始尿床。这时应该利用催眠。

对于儿童该何时学会控制膀胱没有明确的年龄规定。儿童无法整晚不小便，除非他的膀胱足够大到承受整晚的尿量。有些儿童在 3 岁的时候能够控制膀胱，而另外一些儿童直到 5 岁才学会。一些儿童拥有小容量的膀胱，但是却能避免尿床，因为他们不像其他儿童睡得那么深。然而，多数儿童都睡得很香。存在此特征，再加上加膀胱容量小（通常是遗传特征），则导致尿床。

尿床有时发生在儿童适应新环境有困难的时候，比如，家中新添婴儿、开始上学、从疾病中康复，或者突然间对儿童的关注减少。一些儿童尿床是因为想要他们的父母晚上来他们的房间。

当治疗这样的儿童时，教育父母与孩子建立一种固定的模式。这种模式包括鼓励孩子喝大量的水并且尽可能憋更久的时间。这会逐渐提高孩子膀胱的容量。当然，孩子总是应该在睡觉前先上厕所。同样的，父母可以为孩子在午夜时候设定闹钟，并且逐渐延长闹钟的时间，直到孩子不再需要被唤醒。如果父母把孩子带到卫生间，他必须确认孩子完全清醒了，这样孩子才能在清醒状态识别小便，而不是在睡眠状态。

在催眠孩子前，要确认他能有意识地听懂你说的话。一旦孩子处于催眠状态，需要按照以下模式给予他暗示：

你睡着的时候，每一次你必须去洗手间时，你不仅能感觉到它，而且可能会梦到它。你会非常快地醒来、起床、去洗手间。你的膀胱会维持紧绷状态，直到你到达洗手间。你感到非常高兴，因为你可以控制身体的正常功能。

孩子对催眠反应很快很明显。催眠的全过程，包括躯体暗示部分，应该像催眠师跟孩子玩的一场游戏。建立契合关系很重要，这样孩子才想让自己和催眠师高兴。结束一次会话的时候总是要让孩子感受到或看到快乐，这样他才不会对催眠会话感到厌倦。

妊娠和分娩中的催眠

催眠对于妊娠期和分娩期中都很有用，因为它产生的放松和控制使妊娠期更舒服、分娩更容易。

催眠比化学麻醉剂拥有更多优势，比如：

（1）催眠不像其他常见的化学止痛药，不会对孩子和母亲造成伤害。同时，由于它是舒服而愉悦的体验，母亲和孩子不会遭受传统方法带来的不愉快副作用。在一些案例中，麻醉药或者放松药物或许是需要的，但是如果与催眠同时使用，所需要的药量将大幅度减少。

（2）催眠中平静、放松的状态提高了抵抗疲劳的能力，同时降低了对系统的冲击水平。综合的效果有助于提高产后的快速恢复和良好的母乳供给。更进一步的是，避免了休克和母亲遗传的不适。

（3）在催眠状态下，子宫颈扩张得更迅速、更容易，这样分娩的早期阶段可以被缩短。同样的，产道下方的肌肉也可以放松，可以促进婴儿的下降。肌肉放松程度的提高意味着对婴儿和脐带的压力减少，因此，降低了发生挤压损伤的概率。这种放松不仅对孩子有利，母亲分娩的疼痛也会明显降低，因为分娩的大部分困难和不适都是因为肌肉紧张。主要由于提高了肌肉的放松程度，分娩过程不只更容易，而且更迅速。

分娩的催眠准备应该取得待产母亲的主治医师的同意和监督。在催眠治疗师的指导下，母亲可以在怀孕三四个月的时候开始训练——起初每天一到两次，在最后一个月每天三到四次。

　　至于分娩训练，对于躯体型暗示感受性和情绪型暗示感受性个体可以使用同样的方法，除了基础方法之外只有一点不同——让情绪型暗示感受性女性视觉化想象自己经历分娩的过程是感觉放松和愉悦的。

　　在训练时，总是遵循相同的模式。将该女性引入催眠状态并且暗示她感觉到双腿是紧绷的。当她感到这种紧绷感时，暗示她放开并且感到放松。然后将她的注意力转移到大腿和臀部，再次暗示她有紧绷感。当她感觉到的时候，暗示她放松身体的这部分。在她的全身继续这个程序，直到她对紧绷和放松的暗示能感到有明显的反应。尤其要注意骨盆和腰背部的肌肉，它们对分娩至关重要。一旦紧绷／放松过程可以在你的办公室里顺利地进行，就可以让来访者开始在家中练习。

　　在催眠你客户的时候，让她挑选一个可以联系起来的躯体方面的关键词是很有帮助的（正如自我催眠时一样）。当你暗示放松的时候说这个关键词（当你暗示紧张的时候永远不要说），目的是建立这个词语与紧张完全释放之间的关系。让你的客户寻求产科医生的帮助，让该医生在她去办公室练习时以及分娩时说这个躯体方面的关键词来帮助她。如果在分娩时，该女性一遍又一遍地说这个躯体方面关键词，如果她的医生也这么做，这会启动她之前的训练。如果她感受到任何剧痛，说她的关键词并专注于放松疼痛区域可以减轻疼痛。

　　催眠训练使分娩相对轻松，令很多女性感到惊喜。这里所描绘的训练过程是一个非常自然的建立联系的过程，不间断的练习可以提高待产母亲的信心，使她相信自己能够极大地降低生产时的疼痛和不适。当躯体方面的关键词被使用时，在她释放紧张后感觉到完全放松时，这种信心会被很大程度地加强。这种坚定的信心最终有助于移除她对疼痛的恐惧，这种移除对于培养对疼痛的耐受性至关重要。

有时，女性会在第二次（或者更多次）怀孕时过来，告诉你之前的分娩过程留下了心理创伤，以至于她无法面对即将到来的分娩。在这种情况下，使用循环疗法来使这位妇女对之前的创伤脱敏。当先前创伤性分娩过程的不愉快残留被消除后，在目前已感觉并不可怕的先前分娩与即将到来的分娩之间创建一个联系。同时，建立愉悦、舒适的放松感与现在妊娠状态之间的联系，并且遵循上文详述的标准化程序。

当一位女性通过催眠训练自己在分娩的不同阶段保持平静和放松时，她能够控制自己的恐惧和疼痛，并且引导注意力集中于分娩过程本身。当最终激动人心的生产时刻到来时，她将体验持续的兴奋感和满足感。如果她使用化学麻醉剂，这一切就都是不可能的。

女性性功能障碍

性功能障碍，不管男性还是女性，都是很难治疗的领域，因为它的诱因通常埋藏在个体生活的深处。因此，性功能障碍的诱因既是意识心智较难触及的，同时又对改变相当抵触。这些被长久遗忘的诱因，或许是青春期初期对孩子与性有关的问题做了较差的或者不合适的处理，或许是过度严厉或惩罚性的宗教教育，或许是童年时期由于玩生殖器或者如厕事故而遭受的苛刻的或者横加的惩罚，或者是父母的榜样角色，含蓄地和（或）明确地向孩子表示性是下流肮脏和令人厌恶的。

如果一位女性经历过上文提到的任何不幸经历，如果不治疗的话，她很可能无法有规律地达到性高潮，或者根本无法达到性高潮。由于明显的原因，女性不可能像性无能的男性一样具有性无能的生理学表征。正常的女性可以非常迅速地在生理上准备好，并且使自己的配偶满意，但是她或许没有在情绪上准备好，无法获得自我满意。

在一些案例中，通过一次讨论躯体型和情绪型的性特征和概述对她来说是正常的性行为，女性的性问题至少可以部分地消除。然而，通常这个问题是更顽固的，需要更复杂的治疗手段。

马斯特斯（Masters）和约翰逊（Johnson）最先意识到所有的人在每一次性接触时都要经历相同的四个阶段，它们是：

（1）兴奋期——个体的思想转向性，他或她躯体被唤起。

（2）稳定期——保持亲密的身体接触，并且性紧张到达顶点。

（3）高潮期——性紧张被释放。

（4）消退期——身体和功能回归到正常状态。

在这些阶段，情绪型和躯体型性特征女性的主要区别是，躯体型的女性在经历过性高潮之后又可以准备好再次进入性状态，而且可以反复到达性高潮；而情绪型的女性通常会想要在性高潮后就结束（或者在稳定期结束，如果她不能达到性高潮的话），因为那个点之后进一步的接触会激怒她。

尽管躯体型女性比情绪型女性能够更频繁地经历更多的性释放，她们都有可能产生相似的功能问题。如果女性不能达到性高潮，让她的配偶在家中进行一系列协作、训练很有必要。指导女性和她的配偶，在每天的特定时段，男性应该触摸和爱抚女性的身体，不要有任何性交的刺激，应该留心女性对这样的关爱呵护所做的语言和非语言的回应。这应该持续一周到两周，并且这些令人愉悦的过程应该适时与实际性交分开。这些练习的目的是让女性体验愉悦的感觉，而没有性交的压力。

一旦女性感受到较多的身体温暖和性唤起，应该指导男性通过刺激阴蒂将女性带入性高潮。这种方式可以让她知道自己的身体有什么期望，这样的成功可以使她更放松。当然，最后她和配偶将在性交前相互取悦，伴随着练习期愉悦的联系，她将能够在性交中达到高潮。

这些练习都是在催眠范围外进行的，在催眠中也有大量的工作需要做。如果你正在治疗一位躯体型性特征女性，让她在催眠状态时视觉化或者想象练习时的状态。一旦她这样做了，给予她直接的暗示，正如她能够在练习期被唤起（之后被带入性高潮）一样，因此，她也能通过性交被唤起和带入性高潮。可以使用强烈、积极的视觉意象，放松的暗示或许也会起作用，如果知道性功能障碍的原因，也可以使用系统脱敏法。

针对情绪型性特征女性的方法是不同的。对于她们，你必须找到她无反应的原因，然后通过推理暗示和系统脱敏法改变她对该原因的反应。情绪型性特征女性性功能障碍的最常见原因是当下的困惑和对性的误解。这通常有童年时期的根源。如果童年时期的根源被找到了，就可以用系统脱敏法治疗。然后你必须加强情绪型女性作为有性反应的女性和独立的个体形象。向她解释与她相爱的男性并非只在性方面对她有兴趣，性交流（当它的确发生的时候）跟理智和情感的交流同样重要。通过建立她的拥有（有权利拥有）性的自我形象，你能够促使情绪型性特征女性对自己的身体更加敏感，最终产生更高程度的性满足。

当治疗性功能障碍时，选择一部分会话让来访者的伴侣列席通常是有好处的，尤其是在暗示性满足的替代方法时。

男性性功能障碍

男性性异常可以从简单的尴尬到完全的阳痿。较严重的反应（早泄、阳痿、射精不能）通常和一些次要问题联系在一起。换句话说，性无能的男性很容易在性上尴尬，可能会担心自己的性能力或者失去男子汉气概，可能不理解自己的性行为，可能由于对性矛盾的感觉而体验到头痛或者肌肉痛。因此，除了了解来访者显示的问题外，了解所有与之相关的问题也很重要。

之前在"女性性功能障碍"章节中罗列的性功能障碍常见的童年时期的诱因同样也适用于男性。通常来说，情绪型男性遇到的大部分性功能障碍问题是当下对自己行为的误解及他需要避免面对的痛苦症状引起的。对于躯体型性特征男性来说，首要原因是被拒绝。

当躯体型男性被拒绝时，他对性的欲望会增加。如果他一直被同一个伴侣拒绝，他或许无法再跟其他人一起，直到他能够摆脱跟先前的伴侣在一起时产生的被拒绝的念头。如果情绪型性特征男性被伴侣拒绝了，他将不会被这个特定的女性唤起性的欲望，但是会对其他女性在性上做出反应。如果情绪型男性被女性严重地拒绝了，他不可能再跟她有性行为，因为他厌恶被拒绝，厌恶拒绝他的人，并且通过自己的不忠来惩罚这个人。

治疗男性性功能障碍的基本方法与治疗女性的类似：意识层面对躯体型和情绪型性特征的解释（尤其是他们自己独特的性特征）；再教育和再训练是必需的；暗示治疗；如果必要，就可以通过循环疗法对诱因系统脱敏。

因为情绪型男性往往避免面对症状（很多时候完全避免性行

为），暗示他建立视觉意象，在这个视觉意象中该男性看到自己表现恰当，并且没有焦虑，这是一种改善症状的非常有效的方式。举个例子，如果一位情绪型性特征的男性部分或完全没有性能力，可以让他想象性交时心理被唤起并且情绪上很乐意，能够完全地勃起并且保持住。这在心理唤起（他能做到的）和生理唤起（他尝试做到的）间形成了牢固的联系。

当治疗被早泄烦扰的情绪型性特征男性时，让他视觉化或想象与伴侣同时到达性高潮，同时让他想象在射精时故意闭上眼睛。这种联系有助于来访者延迟射精，直到他故意闭上眼睛。

对于情绪型男性来说，不能在阴道内射精（射精不能）通常是由对让女性怀孕及接下来抚养孩子的责任的恐惧引起的，或者由对先前早泄的过度补偿引起的。处理这个问题时，让情绪型性特征男性创建一个被伴侣过度刺激着的心理意象，以至于他在阴道内被容纳了一段时间之后就射精了。这在性唤起（他能做到的）和性交射精（他尝试做到的）之间形成联系。

对于躯体型性特征的男性来说，缓解症状的方法只是简单地给予他与他症状相反的直接暗示。例如，如果他的问题是阳痿，你可以在心理唤起和生理唤起之间创建一种联系，通过给予直白暗示，他的思想不会从他的性体验中飘走，他的心理唤起将引起生理唤起，从而导致勃起，一旦他成功勃起，他就会有更多地唤起心理唤起——因此，也会有更多的生理唤起。

当躯体型性特征男性被早泄困扰时，暗示他：每次他进入他的伴侣体内时，他的注意力只会集中在令她满意上。每次他快要射精的时候，他的思想就会漂走，只有当他的伴侣达到高潮时他才会射精。当改善开始发生，暗示他，下次他就会有更好的控制能力。继续这个过程，直到来访者能够常态化地让伴侣满意并且控制自己射精的时间。

在躯体型性特征男性中，射精不能并不常见。然而当它出现时极其难以治疗，因为在多数案例中，它的根源在于宗教禁令——反对除了生殖外任何原因乱播种子（射精）。治疗这个问题最有效的方式是催眠来访者，并暗示他幻想性接触。当他想象想要射精时，暗示他不需要为这个正常的过程感到内疚，他可以释放性紧张。想要释放紧张的愿望、权威人物对该行为的认可，以及加强的催眠暗示之间的联系，使得来访者能够完成性行为。

正如在"女性性功能障碍"章节中提到的一样，解决性问题时，选择一部分会话让来访者的伴侣列席通常是有好处的，尤其是暗示性满足的替代方法的时候。

抽烟

抽烟的两个首要原因是身份认同和替代。在身份认同型的抽烟行为中，一个人抽烟是因为他尊敬的人抽烟或者他想要加入的群体有很多抽烟者。如果身份认同型的抽烟者在他不再认同最初的那个人或者群体之后仍旧抽烟，很明显，抽烟已经变成了一种根深蒂固的习惯。

替代型抽烟发生在当一个人利用抽烟取代更早的习惯时，比如暴饮暴食，或者生活中的某些不足（比如缺乏爱、陪伴、自信等）。替代型抽烟者抽烟不只是出于习惯，还为了口腔和视觉的满足感——为了视觉比为了口腔更多。他或许会发现在暗室里抽烟是非常困难、不能令人满意的，因为他无法看到烟。他从点烟和处理香烟中获得与实际抽烟同样多的愉悦感，并且把将烟从包装中取出并点燃的过程几乎看作一场仪式。真正的烟瘾者是替代型抽烟者。

身份认同型的抽烟更常见并且更容易克服，14 天治疗法适用于这种类型的抽烟者。

总是要在意识和潜意识两个层面向来访者解释这种方法：

> 抽烟既和生理有关也与心理有关，所以我们必须改变你对抽烟的生理反应和心理态度。我们将通过以下暗示开始：在头七天，你嘴中香烟的味道会增加。然后，在第二个七天中，你会抽烟量减半，吸这些烟时，你将体验你的喉咙、嘴巴和舌头被加温到140℃，导致你对香烟和抽烟的化学反应发生变化。第十四天是你的最后期限。在第十四天，你会把你的香烟交给我。然后你会变成一个戒烟者。但是在到最后期限之前，你必须不能放弃抽烟。

> 放弃抽烟后七天内你不会有倒退。戒烟后的第八天，你或许会感到轻微的忧惧。到那个时间，我会给你强化的暗示。

头七天，来访者应该有两次来访。每次会话对他重复暗示：

> 从现在起，直到你第一个七天周期结束，你会觉察到在你的嘴巴里和舌头上香烟的味道增加了。那是一种令人不快的、糟糕的味道。你或许会发现你抽烟量减少，但是在到最后期限之前，你必须不能放弃抽烟。

使用14天治疗法另一种变换方法的基本程序一样，除了以下不同：

让来访者开始的第一周每天抽20根香烟，并且控制自己使得20根香烟能够持续一整天。他必须抽20根香烟，不多不少。

第二周他每天抽15根，第三周他抽烟的量削减到10根并且改变香烟的牌子。他将10根香烟从包装中拿出来，全天只携带着它们。当他抽这当中的每一根香烟时都必须提前计划好。当他更改过香烟牌子后，如果他愿意，他可以抽比标准量更少的香烟。但是在那之前，他必须恰好抽够指定的数量。

接下来一周，按照相同的程序，他每天削减到抽 5 根香烟，接下来每天 3 根。他或许会在每次饭后一小时就来一根烟。他的最后期限是在他将香烟的量减到每天 3 根并坚持整整七天之后。这种缓慢地减少香烟帮助个体逐渐消除对抽烟的需要，并且，通常到每天 10 根香烟时，他已经不想要那么多的香烟了。然而，他不能完全戒烟，直到他完成整个过程后。

这种逐渐减少的方法中的暗示跟在 14 天治疗法中用的暗示类似，并且包括不断地强化来访者的目标及暗示他不想抽更多烟（避免使用他不需要抽烟的暗示）。在抽烟治疗中最关键的时期是第一周，他改变香烟牌子的日子，以及他戒烟后的一周。如果你能每周见到这个人直到最后期限，并且在他戒烟后 8 天的时候进行强化暗示，这种方法是非常有效的。

如果吸烟的原因是替代，则必须用不同的方法。替代型抽烟者必须首先给予抽烟的替换物。这个替代物可能会是能够使他在情绪和生理上感觉更强壮的东西，比如举重、健美、慢跑、新的饮食或新的爱好。你也可以更直接地用另外的习惯替换，比如嚼口香糖，或者喝咖啡、白水、苏打水或牛奶。当最初的习惯完全消失后，替代的习惯也会相应减弱，所以替代物事实上只是临时的。

在替代治疗中，对强化生理和心理幸福安康的暗示应该一遍遍重复。不要提及吸烟带来的伤害，而要提及戒烟会带来的改善。你或许会希望围绕香烟糟糕的味道做暗示，如果这样，告诉来访者一旦他戒烟，糟糕的味道将会消失。替代型抽烟者的抽烟习惯可以仅在一次催眠中被根除，也可能需要四次到五次催眠的强化，每一次都跟之前的相同。

一个人戒烟后，旧的习惯作为一种条件力量仍然存在，直到新的习惯完全取代它。这时，他会说："我曾经抽烟，但是我现在已经记不得它的味道了。"他的新条件反射（当旧的刺激物呈现时不抽烟）已经接管并且取代了旧的习惯。

很多时候，来访者在吸烟治疗中会请求做出弄巧成拙的条件交换。一个常见的请求是要求允许抽过滤嘴香烟取代他们常抽的非过滤嘴香烟。在这些案例中，你可以给他一些支撑戒烟动机的事实：过滤嘴香烟会给抽烟者带来平静，因为他通过合理化减弱了对癌症的恐惧，但是他仍旧吸入尼古丁。过滤嘴烟草烟雾包含一氧化碳（汽车尾气）、氢氰酸（在执行死刑中使用）、焦油（在实验动物身上诱发癌症时使用）、硝酸（用来检验金子，当与盐酸混合时，可以溶解金子）、氨（用来给抽水马桶消毒）和甲醛（用于尸体防腐）。

强迫行为

强迫症患者用夸张的方式消耗自己的精力，因为他们正在抑制情绪需要，通过采用一些被认为不被社会接受的其他方式的行为。这些行为他们认为是不能被社会接受的。比如，有强迫症的商务人士，会在所有的商业事务上被驱动、野心勃勃、紧张，以及强迫性地严厉苛求，还会在某个时间段里狂热地推进一个既定目标。有强迫症的家庭主妇每天都会用剃刀打扫地板间缝隙，如果每天不在特定时间打扫卫生间就会变得很焦虑或者抑郁，并且会紧跟着她的客人，看到烟灰缸中有一个烟蒂就会去清空烟灰缸。

通常，强迫性的个体只是被看作是有紧张不安的能量的人，但是他们对完美的夸张追逐以及对理想化的巨大需要，常常使得周围的人感觉不舒服。尽管他们通常会因为他们的行为而获得可观的物质和社会回报，但是他们的内驱力常常会限制个人获得快乐的机会，并且他们的婚姻关系通常不好。许多来治疗的人就是因为他们的关系正在破裂，其他一些人则是因为对自己的行为感觉威胁——当他们意识到闪闪发光、焕然一新的洗手间或者管辖四十人的企业与他们内心的平静、对自己真正的理解比起来相对毫无意义的时候。

以下是强迫症患者常见的特征列表。在实际应用中，这些特征的出现只是用来确认你最初的怀疑，因为强迫症很容易被识别，由于它的强迫行为：

（1）不是活在当下，而是为了未来的目标。

（2）受到任何阻止他达到目标的事情的消极影响。

（3）有一种他会抑郁的强烈感觉，因此，现在往往吃太多、抽烟太多、性交太多和工作太多，为了补偿预期以后出现的困难时期。

（4）有死亡恐惧。

（5）通常有源于死亡恐惧的附加的恐惧症。

（6）对人几乎无兴趣——除了能够帮他们达成目标的人。

（7）很容易对坏的或者好的习惯上瘾。

（8）有情绪型暗示感受性的倾向。

（9）通常脾气不好。

（10）或许有仪式性的强迫行为，比如洗手、数步数等。

在咨询中强迫症很难处理，一方面因为不能形成必要的自我评估的关系，另一方面则因为他的行为被我们的文化高度奖赏。然而，以下这些方式可以最大强化你对这样的来访者的疗效。

最好的引导形式是焦虑型引导，比如推理型手臂抬起，因为这能使你为了来访者去利用他正常的紧张。尝试去尽可能多地提高来访者的躯体型暗示感受性。强迫症患者的驱动野心与情绪型暗示感受性结合在一起，有时或许会形成不可取的偏执特征。

治疗强迫症患者，你必须首先接受他的行为，然后再慢慢地改变。通过揭示情绪的压抑，整合有价值生活的优先顺序却不丧失对成功的动力来实现改变。你必须帮助强迫症患者活在当下——这对他来说将会是最有价值的一课。使用对症疗法与梦境疗法相互配合（当你找到原因后），目的是提高自我觉察和改变行为。避免教导客户自我催眠或者给他录音带，因为他会过度使用这些东西，以至于强化他旧有的行为模式。避免任何形式的冲突。让他的改变成为一个逐渐发展的过程。

有强迫性人格特征的来访者，通常需要延长治疗疗程来解决和改变他们的行为模式。在我们的社会中，这种行为模式根深蒂固，在我们社会中得到很高的奖赏。

恐惧和恐惧症

恐惧反应是人们寻求治疗的首要原因。在一生中，我们会面临很多情境和情形。在适合的情况下，我们会产生各种各样理性或者非理性的恐惧。大部分恐惧都源于童年时期，因为孩子有限的推理能力使他特别易于接受发展未知的恐惧。（对于他来说，几乎一切都是未知的。）这并不是说，以后生活中生理反应的创伤经历不会产生恐惧，而只是说大部分的恐惧与童年经历相关。

我们很少发现一个人只有一种恐惧。当一种恐惧存在的时候，通常伴有许多与之关联和相互关联的恐惧。客户常说的恐惧是恐惧飞行、高度、失去、失败、拒绝、疼痛、曝光、体育成绩差、公开演讲、责任、性能力、同性恋、未知的死亡、污染、血液、动物、即将发生的危险、水、黑暗、开放的空间、密闭的空间及失控。

有一些恐惧在某种程度上几乎是每一个人都共有的，比如对死亡的恐惧或者对即将到来的危险的恐惧。其他的恐惧，比如对狗、血液或黑暗的恐惧，则是源于特别的个人经历。如果恐惧能使人变得谨慎，这对人是有帮助的。但是如果恐惧导致非理性的、激烈的行为，它就会影响舒适的生活，甚至威胁到人的幸福安康。当恐惧被非理性的和未知的因素触发达到一定程度，并且恐惧频繁出现，干扰了日常生活，恐惧就发展成恐惧症。有恐惧症的人对他们恐惧的状况做出不受控制的、不合理的反应，因为他们不理解导致激烈反应的压抑的冲突。恐惧本身不是导致恐惧症反应的原因，而是恐惧作为未知的危险的代表含义导致了恐惧症反应。

神经质的人有各种各样夸张的恐惧和恐惧症存在，许多恐惧症被给予特别的名称，包括：

> 恐高症——害怕高的地方
>
> 广场恐惧症——害怕开放的空间
>
> 幽闭恐惧症——害怕封闭的空间
>
> 恐血症——害怕血
>
> 不洁恐惧——恐惧污垢和污染
>
> 黑夜恐惧症——恐惧黑暗
>
> 陌生恐惧症——害怕陌生人
>
> 动物恐惧——害怕动物

恐惧和恐惧症通常通过联系法则而创建和夸大。例如，一个人经历一种危险、可怕的状况，他可能会极其害怕这种特定的状况，同时也可能开始害怕和原始事件有关的因素。更具体地说，一个曾在雷雨中乘小型飞机的男孩，不但可能对暴风雨产生恐惧，而且可能对大大小小飞机中的飞行，对大的响音（来自打雷），穿制服的人（飞机工作人员），甚至在飞机上吃过的东西都可能产生恐惧。这些恐惧可能会或者不会发展成恐惧症，但将被带到他的成年生活中去。有趣的是，尽管许多人处于相同的有威胁存在的状况，只有一些人非常容易受到威胁的影响，产生恐惧症。

另外，一些恐惧是由生理问题或者化学问题引起的，比如，低血糖反应、被认为是心脏病发作的消化不良，严重的身体疼痛等。大部分源于成年期的恐惧是由生理反应的联系导致的。例如，一个人打算在商务团体面前做演讲，前一天晚上他准备演讲，第二天早上起晚了，然后匆忙准时到达演讲厅。他没吃早餐，在高速公路上几乎出了事故，到达演讲厅时感觉紧张不安。当他开始演讲时，他注意到自己的手在颤抖，他感觉到了紧张。这可能是他的身体系统缺糖的反应，或者是对勉强避免事故的反应。但是因为目前的情形是在做演讲，他开始把紧张和演讲联系在一起。此外，他可能想到别人看到他颤抖令他感觉尴尬。最后，他使自己相信他害怕在人群面前讲话。他可能尝试压抑这种恐惧（这会使状况更糟糕），但是在他心中，身体颤抖已经与在人群面前讲话紧密地联系在一起。他把身体反应和无关的事件联系在一起，从而导致了对公开演讲的恐惧。

你可以凭借恐惧反应在触发环境下持续的时间，来确定它是源于心理原因还是生理原因。如果是由于生理原因，演讲过程中反应会加强而不会减弱。如果是心理原因，基于对演讲的预期，演讲者一旦投入他讲的内容中，他就会变得更自在，恐惧也会消失。即使在心理反应期间他有生理反应，反应的起因他意识是知道的。然而，在生理引发的反应中，原因是意识认识不到的，可能被相关个体不适当地联系和解释。

当接近真正的危险时（暴风雨、汽车、事故等），每个人的身体上和情绪上都会有所反应。生理变化会影响肌肉、神经、器官及身体的化学物质，使得个体为与危险战斗做好准备。危机过后，被加速的身体系统放缓步调，个体逐渐回归放松状态。

恐惧症患者受到某些实际上不会造成生命威胁的事物的威胁。为了应对这些危险，恐惧症患者经历了情绪和身体的加速，正如面对真正的危险状况一样。然而，没有方法可以清除身心改变的状态，恢复到放松状态，因为恐惧症反应发生在心中，没有现实的基础。因此，有恐惧症的人经常处于混乱状态，因为他常常想起他的恐惧症，总是预期和害怕恐惧反应。这种混乱会引起更多的混乱，因此，他永远无法在平静状态面对自己的恐惧。所以，他想尽一切可能想方设法地避免恐惧。记住这一点是非常重要的，因为这是利用系统脱敏催眠治疗消除恐惧反应的基本根据。

特定恐惧临床需要考虑的因素

许多的特定恐惧是即将到来危险的结果或扩大。这是一种以一般的焦虑感和恐慌感为特征的状态，偶尔汇集成一种特定恐惧，但是更多地表现为一种不明原因的灾难即将到来的预感。当基于对实际事件的错误的或不合理的解释，而不是基于逻辑和事实，对即将到来危险的恐惧就成了很强的神经过敏反应。每当潜意识确认收到意识没有感知的即将到来的危险，个体会陷入一种混乱状态。他可能把恐惧和特定的一种原因联系在一起，但是他更可能被威胁他毁灭的各种恐惧完全控制。不幸的是，恐惧即将来临的危险在小孩中是常见的，尤其是当父母一直不能消除孩子的疑虑，满足他的基本需要，不能给他爱和安全感的时候。

恐惧即将到来危险的一些症状是：

（1）高程度的情绪型暗示感受性（80％~100％）。

（2）70％或更高的情绪型性特征。

（3）当做躯体型暗示感受性测试时，表现出强烈的情绪发泄。

（4）为了避免可能很痛苦的躯体接触倾向于制造有意识的恐慌。

（5）在汽车中，作为司机能感觉自信，但是做乘客却没有自信。

（6）恐惧任何可以穿透皮肤的东西。

（7）保护关节部位的皮肤因为那里皮肤较薄。

（8）有强迫倾向。

（9）倾向于不轻易信任他人。

恐惧即将到来的危险似乎有两种截然不同的原因：其一，一个人从字面上直白地解释创伤性的梦，失去了对于梦本身的意识记忆，以至于他把梦中所有的事件和梦中潜意识的生理、心理体验联系在一起。其二，纯粹生理或化学反应（如低血糖发作）在身体里发生，而本人没有意识到原因，这使得信息单位进入大脑成为威胁，并触发非理性的反应。

飞行恐惧和黑暗恐惧是人们最常遭遇的两种恐惧。因为在系统脱敏的过程中，任何一点信息都是极其重要的，可以收集到的这两种恐惧的所有信息都列举在下面的清单里。

飞行恐惧可能有以下任何一种或任何组合的原因：

（1）童年或成年时乘坐飞机的糟糕经历。

（2）乘坐游乐场的过山车或者在操场荡秋千的糟糕经历。

（3）失控的身体飞行的噩梦体验。

（4）作为孩子时从婴儿床上跌落或者被抛落或者被摇来晃去。

（5）卷入一场车祸。

（6）看恐怖电影。

（7）对即将到来的危险的恐惧的扩大。（当一个人经济上或情感上获得成功时，他可能恐惧好景不长，因此，他将会恐惧任何危及他成功的事物。）

（8）当一位父（母）坐飞机离开时，联系到家庭的分离。

（9）经历晕机症。

（10）和飞行联系在一起的不愉快的身体感觉，比如雷雨或由于大雾或云导致能见度降低。

（11）阅读报纸和杂志上有关劫机或飞机空难的文章。

（12）度假的罪恶感。

（13）飞机上不熟悉的声响。

（14）与被安全带绑在座位上相联系的受限制的感觉。

（15）与其他恐惧的联系。

（16）迷信。

飞行恐惧的症状包括：

（1）恐惧对飞机无力控制的感觉。

（2）对晕机症的恐惧。

（3）对与恐惧有关的恐慌、尴尬的恐惧。

（4）对着陆的恐惧。

（5）对起飞的恐惧。

（6）对大气湍流的恐惧。

（7）飞行前预期的恐惧。

（8）仅在飞行中的恐惧。

（9）对劫机的恐惧。

（10）对隔离的恐惧，当下面除了云什么也看不到时。

（11）恐惧长途飞机旅行但不恐惧短途，或者相反。

（12）恐惧小型飞机但不恐惧大型飞机，或者相反。

（13）恐惧飞机上不熟悉的声响。

（14）到达目的地时会面对创伤的预期。

（15）对安全带捆缚或限制的恐惧。

（16）对失控的恐惧。

（17）对即将到来的危险的恐惧。

（18）对死亡的恐惧。

黑暗恐惧是由下列童年时期的经历造成的：

（1）导致在黑暗中惊醒的噩梦。

（2）差一点溺亡。

（3）从噩梦中醒来时，头在毯子或者枕头下面。

（4）在陌生的房间中醒来。

（5）宗教祈祷（现在我躺下睡觉……如果我死了……）。

（6）参加一个家庭成员或者亲密朋友的葬礼。

（7）低血糖反应。

（8）孩童时，被同龄人、年长的兄弟姐妹或者父母取笑戏弄（黑人会抓到你）。

（9）被关在黑暗的地方无路可逃。

（10）雷雨和闪电。

（11）被室内或室外陌生的噪声从睡眠中惊醒。

（12）当孩子睡觉时家庭遭到攻击（事件之后孩子感到害怕）。

（13）被惩戒并被锁在房间、衣柜或者地下室中。

（14）睡眠中醒来听到父母在吵架。

（15）与另一个恐惧相联系。

黑暗恐惧的一些症状是：

（1）高程度的情绪型暗示感受性（80%~100%）。

（2）黑暗中睡觉的恐惧。

（3）失眠。

（4）高暗示感受性。

（5）害怕溺水。

（6）害怕黑暗的房间和建筑物。

（7）害怕的黑色皮肤的人。

（8）害怕黑暗的街道、高速公路和胡同。

（9）不喜欢深色的衣服。

（10）讨厌易穿脱衣服或者束身衣服的限制。

（11）讨厌戴墨镜（视觉的限制）。

（12）害怕失控。

（13）幽闭恐惧症（可能仅仅在黑暗里）。

（14）恐惧毯子在头上。

（15）迷信（黑猫，黑人）。

（16）恐惧身体疼痛。

（17）恐惧长廊、走廊、洞穴或者森林。

（18）宗教恐惧（地狱，炼狱，惩罚）。

（19）恐惧电影院，但不怕汽车电影院。

（20）对死亡的恐惧，对未知的恐惧，对即将到来的危险的恐惧。

（21）优柔寡断。

不太常见的恐惧是污染恐惧或不洁恐惧。对于一个躯体型暗示感受性的来访者来说，这意味着一种使他身体疼痛的疾病，对于情绪型暗示感受性的来访者而言，这意味着身体将自我毁灭，他将死去。害怕被注射污染或者被处于同一房间的感染者污染的恐惧，通常是由本身就有不洁恐惧或者知道医疗实践有大量过失的过度保护孩子不生病或被传染的父母造成的。这种恐惧通常是在孩子 12 岁之前灌输给孩子的。当孩子长大后，他通常不喜欢造成该问题的父母，但是不想记得为什么不喜欢父母或者这个问题实际是怎样开始的。为了保护自己远离恐惧，他通常会进入一种能给予如何预防污染知识的职业，或者进入涉及精神治疗而不是身体治疗的领域。

污染恐惧也是恐惧经由手或指甲的自我污染。有这种恐惧的人可能会有强迫性洗手或者修指甲。这不同于口腔污染的恐惧，因为灰尘可以吐出来，口腔可以清洗，但是手和身体却不能从内部擦洗。

催眠治疗不洁恐惧与本章后文所讲的恐惧和恐惧症的一般治疗方法略有不同，你必须：

（1）确定恐惧的起因，因为这种起因是长期的学习过程，而不是一个创伤事件。

（2）至少要创造 20% 的躯体型暗示感受性出来，如果缺乏的话。

（3）用手臂抬起导入的方式催眠来访者。

（4）让来访者意识到恐惧是如何产生的，在他对该问题做出反应时要避免强迫他做任何视觉化或者想象。

幽闭恐惧症是指恐惧封闭的空间，尤其是小的空间。幽闭恐惧症患者在封闭的空间里会感觉到陷入绝境、窒息、被压垮，他的呼吸节奏会受到显著的影响。幽闭恐惧症与黑暗恐惧密切相关，因为夜晚的黑暗常常被看作令人窒息的围墙。正确辨别你所治疗的恐惧症是非常重要的，因为对不存在的行为进行治疗对患者是没有帮助的。幽闭恐惧症有时被错误地鉴定为飞行恐惧或者汽车恐惧，事实上，幽闭恐惧症患者害怕的不是这些物体，而是这些物体代表的封闭空间。

幽闭恐惧症偶尔开始于成年，当患者在小的空间里经历创伤（被困在停电的电梯里的人可能发展成幽闭恐惧症患者）。然而，更加常见的是源于童年时期，当一个孩子被关在房间里或者衣柜里，或者成为可怕的被困的梦的受害者。如果一个孩子被关在房间里时，作为惩罚，失去父母的关爱与封闭相联系，幽闭恐惧症尤其可能发生。

幽闭恐惧症患者通常不能够使自己离开可怕的状况，即使他可以选择这样做。在一个关着门的房间里，他不能移动去开门；在人群中，他不能走开。这或许可以归因于幽闭恐惧症的童年根源——正如儿童不能理智推理出恐惧的状况，所以成年时他也做不到。

关于失控恐惧的讨论被我有意安排到本章节的最后。

以你现在所拥有的知识背景，会很容易地意识到所有恐惧症的共同因素、原始原因是对失控的恐惧。客户可能详细地说明他恐惧身体失控、情绪失控或者生活失控，但是无论他说什么，他恐惧的是灾难性的、压倒性的个人毁灭。很多时候，有和宗教有关的恐惧存在。一个虔诚的人可能对他做的事怀有罪恶感，以至于发展出死亡及最后的因果报应的恐惧。

人类的进化演变见证了人类从对自己和环境较少控制到更多控制的过程。因此，对失控的恐惧是非常原始的恐惧。所以，它具有两个同等的原始反应的特征：战斗或逃跑。患者可能非常敌对和愤怒（战斗）或者静止地被动或昏昏欲睡（逃跑）。具有讽刺意味的是，失控的恐惧使它的受害者放弃控制，从一个极端跑到另一个极端。

当亲密关系破裂的时候，失控的恐惧偶尔也会发生。此时，躯体型伴侣的行为会变得非常夸张，他一门心思地认为他必须紧抓不放。如果情绪上的痛苦如此巨大以至于个体不能忍受，他会恐惧自己将完全失控，可能会自杀或者精神错乱来最终逃离失控。

像不洁恐惧一样，失控恐惧涉及一些稍有不同的治疗方法。不要使用对症治疗，因为它在这种情况下不奏效。相反地，在意识层次上做工作，探索客户理性和逻辑的替代选择，训练他意识到自己可以做的选择，并且从中做出选择。然后用催眠强化这些，通过直白的或者推理的恰当暗示。当客户即时的焦虑被降低时，用循环疗法让他面对感觉失控的区域，并且进行脱敏。

恐惧和恐惧症的一般治疗方法

一般情况下处理恐惧时，你必须记住，所有的恐惧表现出相同的情绪和生理反应，产生恐惧的状况对人是一种未解决的威胁。恐惧的起因启动了对它的反应。症状是这个起因的表现或客户向你叙述的他感觉到的内容。症状通常是明显的，起因通常是未知的。如果对症疗法不能移除这个恐惧，这将意味着你必须找出未解决的冲突。然而，如果对症疗法奏效，就会消除起因的影响，也就没有必要找原因了。

暴露原因会减少与神经质恐惧相关的焦虑，使它脱离未知，以便于合理的治疗、合理的暗示可以减轻症状。

非常需要注意的是，目前导致症状的原因本身可能是另一种原因导致的症状。例如，幽闭恐惧症可能是恐惧反应的原因，也可能是与幽闭恐惧症无关的经历引起恐惧的症状。

循环疗法是对原因进行识别和脱敏的主要工具。在一些情况下，可能也是有必要在应用循环疗法之前通过年龄回溯查找原因。

在一些病例中，当恐惧被完全脱敏，它的记忆仍然会引起对恐惧的预期，但是不必担心，当个体真正遭遇这种情形时，恐惧将会消失。

抑郁行为

抑郁是一种会不时地影响我们大部分人的情绪症状。然而，当抑郁开始主导一个人生活的主要部分时，它就变成一种危险状况，会产生极端的情感痛苦，令人采用激烈的方式去逃避，如药物、酗酒，狂乱的多动，或者嗜睡、隐居、精神病或自杀。抑郁是我们对自己不能控制的未解决冲突压抑的最终结果。当一个人抑郁时，他通常感觉自己不能做决定，因为他相信情况超出了他的控制能力，或者任何决定或行动看似毫无意义。

抑郁即将到来的两个早期信号是焦虑和厌烦。焦虑是战斗机制，抑郁是使个体摆脱焦虑状态的逃跑反应。厌烦是压抑愤怒、愧疚或徒劳感的情绪冲突。厌烦在每个人生活中的某段时间都可能出现，情绪健康的人对厌烦可以找到替代物，然而情绪不健康的人会一直停留在厌烦中，直到把他带进抑郁。

当一个人开始经历抑郁时，症状开始产生，如忧郁和徒劳的感觉，伴随情绪发泄的阻塞。（记住唯一完整、永久的发泄方式是通过潜意识，经由梦境或者催眠。）当一个人不再通过正常的做梦过程进行发泄，发泄阻塞就会发生，通常原因是以下两个原因之一：

（1）抑郁的人通常会做沮丧的梦，因为潜意识正在试图发泄出消极的状况。然而，如果他们不理解做梦发泄的过程，很可能会从字面意思或者从预测的角度解释梦。这样，他们就会允许梦把自己更深地拉进深深的抑郁中。

（2）为了避免梦境所带来的痛苦，抑郁的人可能故意试图压抑梦的记忆。这会导致更多的焦虑。在这种情况下，心智变得像阻塞的管道，作为催眠治疗师，你的责任是疏通阻塞使它畅通，以便于积极的信息输入可以被接受。

当一个人抑郁时，大脑开始收到发泄的信号。既然发泄和睡眠时的心智相联系，所以抑郁的个体开始需要越来越多的睡眠，并且越来越减少觉醒和提起精神，因为他仍紧抓不放那个最一开始使他抑郁的焦虑。有效的发泄被阻塞，正如上文所提到的。如果催化抑郁的事件不能被及时清除，将会有更多的睡眠会导致更多的抑郁，抑郁情绪将开始主宰这个人生活的更多部分。通常伴随抑郁的是精力和动力的缺乏。很多时候，个体为了把自己从抑郁中拉出来，会借助人工兴奋剂（实际引起更多的阻塞）。

不断抑郁的最终结果之一是持续的高暗示感受性。高暗示感受性伴随抑郁出现，因为这个人变得过于易受暗示，对周围的一切十分敏感：天气似乎太热或太冷，噪声太大，交通或人群太拥挤，朋友太苛刻。随着高暗示感受性的增加，抑郁也会随之增加，反之也是如此。

消除抑郁的方法是找到客户未解决的冲突，使客户通过正常做梦的过程发泄出来。躯体型暗示感受性的来访者不像情绪型那样容易抑郁，他们可以通过尖叫、大喊、哭泣，或者和朋友、治疗师甚至自己交谈，来暂时发泄和减轻压力。然而，情绪型暗示感受性的人需要积极的选择和积极的反馈，所以当他开始通过梦境发泄的时候，他发泄的是真正的或者推理的原因，而不仅仅是直接的症状。

一定要向抑郁的人指出积极的选择是什么，因为选择可以使人继续活下去。只有一种情形人会试图自杀，即当他看不到选择，感觉已经走到死胡同中的时候。

尽管抑郁似乎很严重，催眠疗法是快速消除它的极其有效的工具，因为通过催眠达到潜意识比意识治疗快得多，因此，能够更快地中和冲突。催眠治疗师必须确保客户已经就抑郁咨询过医院医生和（或）精神科医生。催眠治疗师必须收到书面确认：医生了解了客户的抑郁情况，客户要求催眠治疗是没有问题的。

一旦获得确认，就要严格遵守下面的指导方针，快速有效地修改抑郁行为模式：

（1）把影响客户的问题分离出来。首先处理最痛苦的问题，给出如何处理这种状况的替代选择和建议。沿用同样的程序按严重程度的顺序处理每一个问题，确保在进入下一个问题前，分别、彻底地处理每个问题。

（2）完全彻底地解释信息单位的概念和高暗示感受性。

（3）中和（neutralize）发生在高暗示感受性状态之前所有消极的感觉和想法。

（4）暗示来访者会做梦并记得他的梦，然后做适当的梦的解析。

（5）通过催眠暗示放松来访者的身心，为了防止身体需要过度的睡眠。

（6）通过解除催眠的过程，阻止来访者的高暗示感受性。

（7）建立短期目标，来访者可以有方向感，感觉他正在向一个方向行进，消除他的徒劳无价值的感觉，并且给予他希望。

（8）给他一种你和他共同工作的感觉。告诉他为了解决所有的问题，他必须是可以随时联系到的，并且你也是可以随时联系到的。这会给他一种安全感，让他知道，如果抑郁严重时，他可以找到你。实际上，允许你和客户的关系成为一种逃跑机制，避免进一步的抑郁或自杀的念头或企图。

自杀观念

如果一个人没有受过自己所爱的人自杀或自杀未遂的影响可能会把自杀的行为视作朦胧的抽象概念。但是对于治疗师来说，处理自杀的客户是一个可以引起你的无力感和自我怀疑的可怕、危险经历。

一个人为什么会想自杀呢？有关这一课题的文献告诉我们许多人谈起过自杀，但从来没有实际尝试过。重要的是能够把严重的个案和那些仅仅只是说说的人区分开来，以确定何时自杀的想法会实际实施。

我相信自杀是一种逃跑机制，当一个人达到深度的徒劳和绝望状态时，他会看不到其他选择和活下去的理由（家庭、朋友等），开始考虑自杀。当情绪极度痛苦，以至于影响个体生活的各个方面时，自杀就会发生。在这种情况下，人们想要逃避的不是生活本身，而是现实的痛苦。

我个人不相信弗洛伊德提出的死亡愿望（death-wish）的概念。我相信所有的人会依据生存的本性来寻求平静快乐，自杀的人有逃避现实情绪痛苦的极大需求。自杀成为逃避的正当方式，因为处于自杀阶段的人不能够理性地考虑自杀所带来的后果。

我在研究中发现，自杀真正的威胁源于高情绪型暗示感受性的人不能想象或幻想，这阻止了他们通过创建自己的现实来逃避当下现实的痛苦。然而，高躯体型暗示感受性的客户或者天生的梦游者有比自杀更有用的逃避方式——他会逃到自己的幻想世界中，甚至逃到短暂或永久的精神病中。

无论何时，我发现高情绪型暗示感受性来访者说起自杀，我都会极其担心，这个客户的问题变成了我的残酷的现实。如果你遭遇到这种客户，你必须意识到他立刻需要帮助。你可以做以下几件事情：首先，在催眠引导之前，使用大量意识的中和，对于客户该做和不该做的事给出积极正面的指导。其次，增加客户的躯体型暗示感受性，为了给他一个能够逃进幻想的选择，以此来代替自杀的选择。放松身体，做短期目标的计划来实现，例如更长时间感觉更好。让你的客户知道你关心他，和他在一起，当他需要你的时候，你会随时提供帮助。开始时，允许他在某些特殊的时间也可以给你打电话。利用欲自杀客户相信或者特别关注的事物，可以是宗教、孩子、父母、朋友或者你自己。向他说明，他对自己、他人或其他事情负有责任，需要活下去。让他知道，因为他自私的逃避需要而伤害他人是不公平的。

处理潜在的自杀客户是很困难的、折磨人且伤脑筋的，并且需要专门的训练。不要拿人的生命做试验。如果你没有合适的临床训练或者被督导的经历，让客户求助于预防自杀专家。永远不要接触这种客户，除非你有医生的书面转介并乐意承担全部责任，付出时间和完成治疗所必要的专业知识。

治疗分析

《治疗分析表》的目的是记录每个案例的简短概况，可以用作快速回顾之前催眠会话的参考，也可以作为准备案例的第一步。它应该和《引导分析表》结合使用。

1. 来访者的姓名：＿＿＿＿年龄＿＿＿＿性别＿＿＿＿

2. 催眠特性：＿＿＿＿＿＿＿＿＿＿＿＿＿＿＿＿＿＿
＿＿＿＿＿＿＿＿＿＿＿＿＿＿＿＿＿＿＿＿＿＿＿＿＿
＿＿＿＿＿＿＿＿＿＿＿＿＿＿＿＿＿＿＿＿＿＿＿＿＿

3. 客户相关的问题／症状：＿＿＿＿＿＿＿＿＿＿＿＿＿
＿＿＿＿＿＿＿＿＿＿＿＿＿＿＿＿＿＿＿＿＿＿＿＿＿
＿＿＿＿＿＿＿＿＿＿＿＿＿＿＿＿＿＿＿＿＿＿＿＿＿

治疗师看到的：＿＿＿＿＿＿＿＿＿＿＿＿＿＿＿＿＿＿
＿＿＿＿＿＿＿＿＿＿＿＿＿＿＿＿＿＿＿＿＿＿＿＿＿
＿＿＿＿＿＿＿＿＿＿＿＿＿＿＿＿＿＿＿＿＿＿＿＿＿

4. 首要原因：＿＿＿＿＿＿＿＿＿＿＿＿＿＿＿＿＿＿＿
＿＿＿＿＿＿＿＿＿＿＿＿＿＿＿＿＿＿＿＿＿＿＿＿＿
＿＿＿＿＿＿＿＿＿＿＿＿＿＿＿＿＿＿＿＿＿＿＿＿＿

5. 次要原因：＿＿＿＿＿＿＿＿＿＿＿＿＿＿＿＿＿＿＿
＿＿＿＿＿＿＿＿＿＿＿＿＿＿＿＿＿＿＿＿＿＿＿＿＿
＿＿＿＿＿＿＿＿＿＿＿＿＿＿＿＿＿＿＿＿＿＿＿＿＿

6. 引导方式：＿＿＿＿＿＿＿＿＿＿＿＿＿＿＿＿＿＿＿
＿＿＿＿＿＿＿＿＿＿＿＿＿＿＿＿＿＿＿＿＿＿＿＿＿
＿＿＿＿＿＿＿＿＿＿＿＿＿＿＿＿＿＿＿＿＿＿＿＿＿

7. 给予暗示：＿＿＿＿＿＿＿＿＿＿＿＿＿＿＿＿＿＿＿
＿＿＿＿＿＿＿＿＿＿＿＿＿＿＿＿＿＿＿＿＿＿＿＿＿

8. 给予暗示的目的： _____

_____

_____

9. 给予的催眠后暗示： _____

_____

_____

10. 应该教自我催眠吗？ _____

_____

_____

11. 估计的暗示感受性： _____

_____

_____

12. 估计暗示消退的时间： _____

_____

_____

13. 问题的历史和发展（从开始到现在）： _____

_____

_____

14. 以前的情绪问题（从童年到现在）： _____

_____

_____

15. 下次催眠的计划：_____

_____

_____

_____

_____

_____

_____

_____

_____

第八章
关系咨询

简介

　　催眠日益被接受的一个标志是，最近的加利福尼亚州立法中，允许持证的婚姻、家庭及儿童指导顾问在工作中采用催眠治疗干预的手段，而在过去，催眠是被禁止使用的。然而，催眠和婚姻咨询很少一起出现在科学文献中。例如，搜索 1972~1974 年间的心理文摘中标题含催眠的文章题目，显示出只有一条目录将婚姻和催眠放在一起（在第 3 页目录中），但却没有涉及催眠和婚姻治疗的。也许这一空白源于一个信念——在使伴侣双方处于恍惚状态的治疗中，不可能改善婚姻沟通过程，因为在这种状态下不可能出现真实的交流。另外，催眠未被用作婚姻治疗的工具，可能是因为不确定它该如何被应用。看来探索催眠如何有效地应用于关系咨询的时机已经成熟，尤其是考虑到上面提到的加利福尼亚州开拓性的法律。

　　在前面的章节中，我们已经深入地讨论了躯体型／情绪型暗示感受性和躯体型／情绪型性特征。本章的目的是讨论暗示感受性和性特征之间的相互关系及如何影响到关系的成功或失败。在学习这份材料时，需要牢记一个基本前提，即暗示感受性是我们习得的方式，性特征是把我们所习得的内容付诸行动或者表现出来的方式。

大约10年前，我观察到关系问题与伴侣的相反暗示感受性之间的相关性。我注意到这一点，因为当处理客户的关系问题时，我常常觉得更适合单独会见客户的伴侣进行谈话。在与客户的第一次会话中，我会常规性地把引导催眠作为治疗的第一步，同时评估他或她的暗示感受性类型。接下来，我与客户的伴侣见面。可以肯定，伴侣需要用相反类型的引导方式进入催眠。例如，如果客户是一个躯体型暗示感受性的男性，你会发现他的妻子或女友就会是情绪型暗示感受性。这是一个非常重要的发现，根据以前我对暗示感受性的一些研究结果，总结如下：

（1）个体进入催眠状态接收信息的方式和他清醒状态下接收信息的方式相似。也就是说，个体在催眠状态下产生反应的暗示类型相似于日常生活中易于接受的信息类型。进一步来说，了解个体主要是易于接受直白暗示还是推理暗示，可以让我们知道他是否更容易接受措辞直接的还是措辞委婉的人际沟通。因此，如果一个人暗示感受性的一些方面可以在催眠状态中被改变（因为他们可以），就有可能在催眠之外改变他的日常生活行为。

（2）每个人往往以与他接收信息的相同方式发送消息。也就是说，躯体型暗示感受性的人倾向于按字面意思直白交流自己的思想和感情，情绪型暗示感受性的人通过推理的方式进行交流，平衡的人两种交流方式都用。

（3）如果一个人通过直白或推理的方式与其他人沟通，他会假定其他人也在那个层面上和他交流。他的这个假定不是有意识的，而是潜意识，源于个体与他人交流时所习得的接受和发送信息、想法及感情的方式。

随着我处理了越来越多的夫妻关系，在私人治疗会话时，我开始观察到个体描述他们伴侣的方式非常相似。例如，我经常发现情绪型暗示感受性的女性客户用惊人相似的方式描述她们的伴侣。当他们的伴侣按照我的关系治疗策略来见我，我也注意到他们描述伴侣的方式有相似性。我开始记录不同类型的客户对伴侣所做的描述。下面所述的倾向，很快就能观察得到：

（1）情绪型暗示感受性的女性常常形容自己的男人所有时间都想要性交。这些妇女常说伴侣的关注使她们窒息。

（2）躯体型暗示感受性的男性倾向于认为他们的伴侣性欲较弱。这些男人常常形容他们的配偶喜怒无常、不善于交流。

（3）情绪型暗示感受性男性将他们的伴侣描述为：总是为性做好了准备，极端善于社交。

（4）躯体型暗示感受性的女性往往把自己的伴侣看作不易动感情、不善于交流，尊重性别和社会交往。

这些观测结果显然与我的关于情绪型和躯体型性特征的概念一致。情绪型暗示感受性的人描述他／她的伴侣为躯体型性特征，躯体型暗示感受性的人描述他／她的伴侣为情绪型性特征。进一步的研究验证了一种明显的联系：一个人的暗示感受性类型通常与他的性特征类型一致。换句话说，一个躯体型性特征的人通常有躯体型暗示感受性，情绪型性特征的人通常有情绪型暗示感受性。

然而，因为成长中的困惑，或因情绪、身体或性的创伤，一个人可能改变他／她的性特征或暗示感受性，作为一种防御，防止自己重新遭受过去的伤害或陷入困惑。然后，他就会做出我们所说的不一致行为，这只是意味着他的暗示感受性与他的性特征相反。换句话说，他表现出来的（性特征）与所习得的（暗示感受性）不同。

如果一个人的口头表达和他的行为不一致，这也是不一致行为。例如，当一个人说，"我同意你的看法"，然而在同一时间"摇头"表示"不"，或者如果他说，"我想和你沟通"，但身体向远离你的方向倾斜，这是不一致的行为。在关系中识别出这种行为的人经常这样说：我的伴侣穿着非常性感，但避免性行为。或者：我的伴侣身体动作和言语表达不一致。

不一致行为是关系冲突和个人内心冲突的首要原因之一，因为它导致伴侣间沟通不畅、不能相容，并使内心陷入困惑中。即使是一个临时的不一致行为模式也可能会影响现有关系。最常见的临时行为的改变发生在关系的蜜月期中。在任何关系的开端，情绪型和躯体型的人都比平时更倾向于躯体型。如果新鲜感消退，情绪型的人会回归到他（或她）的正常行为，若这种行为是极端的，躯体型暗示感受性的人将变得更加躯体型，因为他经历了自己所认为的被拒绝。如果情绪型伴侣平时的行为不那么极端（或者蜜月期变化不太明显），躯体型的伴侣则会感到安全和自信。

在蜜月期的行为变化特别具有欺骗性，但是，因为在这一关系阶段所特有的盲目情绪不一致的行为似乎不那么明显。此外，还有太多潜在的交流层面和交流领域，因为双方刚见面，他们一点也不了解对方，关系双方倾向于把自己最好的一面展示出来，并尽力交流他们认为对方想倾听的内容。

通常情况下，一个人会被与她自然相反的性特征和暗示感受性所吸引。尽管许多人会因为某种生活方式而选择伴侣，但仍然没有改变相反特征的人相互吸引的模式。如果在关系中，一个情绪型性特征和暗示感受性的女人与她的自然相反的伴侣在一起，突然产生躯体型暗示感受性，她不仅自己开始表现出不一致行为，而且她也将打破关系的平衡。除非躯体型暗示感受性的伴侣也改变他的行为（开发更多的情绪型暗示感受性），重新达到平衡，不然两人则会日渐疏远。

通常，不一致行为的个人也将倾向于选择与其自然特征相反的伴侣——情绪型暗示感受性／躯体型性特征的人被躯体型暗示感受性／情绪型性特征的伴侣吸引，反之亦然。因为伴侣双方自己内部都存在不一致行为的冲突，就必然有更多的问题。但是，讽刺的是，他们的问题往往吸引他们在一起。他们也可能会把问题归咎于子女、亲属、工作条件等，并保持这种烦恼的关系，其理由是环境或社会压力引起他们的问题，而不是他们自己的相互关系。在这种情况下，他们的孩子往往会反映出家庭问题，表现出不快乐和怪异行为。

由于一个人可以有的暗示感受性或性特征的最大百分比是100％，在一个百分比是 80%~90％ 的人身上做 5%~10% 特殊行为的改变，比一个行为平衡的人做出的同样的改变重要得多。因此，至少拥有 30% 相反暗示感受性和性特征的伴侣具有足够的灵活性，在有压力或变化的各个时期保持沟通和平衡。如果少于 20％，他们的关系则不可能经受任何过度的压力。

简单地说，关系问题的首要原因是极端的躯体型性特征和暗示感受性的人与极端情绪型性特征和暗示感受性的人相结合，并产生沟通上的困难。因为暗示感受性和性特征的不平衡导致了三大冲突的产生，即性和财务分歧、沟通困难。如果关系中三个问题占了两个，关系破裂的概率就非常高。

彻底理解暗示感受性和性特征之间的相关性是关系咨询的基础。尤其重要的是，虽然一个人的基本性特征不能被改变，暗示感受性总是根据生活经历中学习和理解的过程而改变。因此，通过改变暗示感受性，你其实可以消除导致不一致行为，或者导致极端性特征的夸张、误解和防御。

处理一对伴侣的沟通困难，你必须采取的第一步是评估每个伴侣的暗示感受性和性特征，一次只能会见一人。然后让这对伴侣聚在一起，由治疗师解释他的评估结果。

开始共同关系的咨询时，总要先描述一下躯体型和情绪型性特征的基本特征，如第五章所述。有一个很好的经验是：让两个客户回答性特征问卷，不仅根据自己的情况，也根据他们自以为的伴侣的视角，将他们看待自己的方式与他们伴侣看待他们的方式之间的差异做比较，你就会立即洞察到影响两人关系的主要问题。

接下来，你必须解释躯体型和情绪型暗示感受性的概念，重新打开两人之间的沟通渠道。必须让每个伴侣明白，对方以不同于自己的方式思考、表达、联系、活动，即使是在性特征差异极大的情况下，这种理解是把每一个人的暗示感受性类型拉向更平衡状态的第一步，也是打破沟通障碍和改善沟通、提高相容性的第一步。在解释相反的暗示感受性时，最好解释暗示感受性是一个人接受信息的方式，这种方式也是影响他进入催眠状态的方式。例如，你可以对躯体型暗示感受性说：

你会对按字面意思的直白催眠暗示做出反应。当你被给予关于会感受到什么的信息时，你按表面意思接受这些信息，并据此做出反应。因此，你很容易按字面意思接受直白信息。

对于情绪型暗示感受性的人，你可以说：

你善于接受不同的信息。你对推理暗示做出回应。这些暗示向你呈现出一些情形，从中你可以推断出自己所期望的反应。对于直白的文字信息，你不像伴侣那样做出反应。

在此阶段，你可以提供两种暗示类型的例子，它将有助于进一步阐明直白型暗示和推理型暗示意味着什么。我们还建议你要确保伴侣双方确信，两种类型的暗示感受性都是正常的，没有哪一种比另一种更好。

接着你可以介绍这样的观点：每个人接受暗示进入催眠状态的方式，可以与日常生活和沟通中他们接受信息的方式相同。给来访者介绍这个观点，作为开始探索他们的沟通模式的起点。继续把沟通的概念解释成发送和接收信息、思想和情感的过程。开始讨论一对夫妇婚姻的这个方面，你可以提出这些问题：

因为你们每个人都倾向于以某种方式接受交流的信息，有没有可能你也倾向于以类似的方式来传递信息表达自己？

然后问躯体型伴侣：

例如，既然你对直白信息做出更好的回应，你觉得你会通过直白的方式表达自己吗？

接着，问另一个伴侣同样的问题，修改使它可以应用到情绪型暗示感受性的人身上。最后，为了促进沟通关系的讨论，向双方发问：

既然你们每个人都倾向于以一定的方式发送和接收大部分信息，你认为你的伴侣也可能以相同的方式进行沟通吗？例如，（对情绪型），你，作为主要通过推理方式沟通的人，相信你的配偶也主要通过推理方式沟通吗？

值得注意的是，此时，提出这些问题不是对伴侣或夫妻挑剔抱怨，而是将这一过程看作是用另一手段来促进关系内存在的沟通模式的讨论。

然后，治疗可以继续进行，当他们讨论到关系中发生冲突的情况，治疗师要充当伴侣间的翻译员。治疗师，除了扮演翻译员的角色，还要对每个人做出反馈，指出他是如何传递他们的信息，或者按直白或者按推理的方式。这一进程应继续下去，直到双方都表现出对直白型信息和推理型信息的理解，这可以通过他们彼此沟通的新方式得以反映出来。

当夫妻俩开始明白，他们的暗示感受性可能会影响婚姻中的沟通模式，你可以提醒他们，暗示感受性是一种可以被改变的特质。在关系治疗开始时，建立一个目标：把两人都带入更加平衡的暗示感受性状态。当这开始发生时，通常由极端的躯体型／情绪型夫妇所表现出来的不良沟通模式开始瓦解。

然后，您可以在个人基础上针对每一个伴侣进行工作，利用第七章提到的程序改变暗示感受性。这种方法有个基本前提，即如果一个可观察到的相关的变量改变时，其他变量也可能改变。在这种情况下，如果相反的暗示感受性被改变（一个变量），关系的沟通模式（第二变量）也可能会改变。情况通常是这样，随着暗示感受性变得更加平衡，旧的沟通模式消失，沟通模式得到改善与发展，每一个伴侣能有效发送和接收直白信息和推理信息的能力也会增强。

在实际的催眠状态下，暗示主要集中在消除每个伴侣的情感伤害、被拒绝的感觉、挫败感。例如，向男士暗示他正开始觉得与伴侣沟通感觉很舒服，并指导他想象自己处在特定的冲突情形，这提供了机会来练习，对她的沟通方式进行新的理解。进一步暗示他想象自己与伴侣进行有效的沟通，通过尽力理解她传达的信息，除了确保他自己的信息是清楚、可以理解的。这将使客户对于他对伴侣所累积的愤恨脱敏。暗示他治疗的目标将使他们的关系好转，下面的观点会被加强：他参加的学习过程不仅需要更好地了解伴侣的沟通方式，而且需要更好地理解自己的沟通方式。

暗示可以重点打造客户对更有效沟通能力的信心。一旦怨恨被消除，这种信心可能会被建立起来。对于躯体型暗示感受性的男士，按字面意思给予非常直白的暗示，如：

> 你对和伴侣沟通的能力感觉非常有信心。你对你们的关系很有信心。你把所有使关系好转的要素放入其中。你来治疗，正在尝试理解伴侣的沟通方式。

在治疗男士的同时，对他的女性伴侣也做同样的治疗。然而，给她的暗示可以基于推理式，因为她是情绪型暗示感受性的人。暗示感受性的差别使得我们非常必要对伴侣进行个别会面。在每次和女性会面或进行引导时，你应该慢慢增加直白型暗示的数量，这个方法的目的在于创造平衡的暗示感受性。

当伴侣双方开始对直白型的和推理型的暗示都反应良好时，他们可以坐在一起治疗，为了继续加强新的沟通技巧。做到这一点的方法是让他们就一些议题和领域进行沟通，这些在过去是冲突的根源。他们可以探讨个人生活、性关系、财务问题、亲戚和朋友上的纠纷、怨恨和愤怒的其他来源。这些会话的目的是帮助他们两个人承担起理解对方的责任。当每一个伴侣显示出理解对方所说的话时，沟通最大的改善将在这里出现。例如，情绪型暗示感受性的女人将开始表现出理解：在过去，她的伴侣大部分非常直白的按字面意思理解她的话，其实她想要他推理出别的意思。

沟通的责任问题成为一个双向的过程，因为每一个伴侣都必须学会：

（1）承担起责任，确保自己被清楚地理解。
（2）承担起理解伴侣的责任。

在治疗中，应指导每个伴侣实践这些沟通责任，在传递一个信息之后询问：我那样说是什么意思？作为催眠治疗师，在过程中做调解是你的职责，把每个伴侣发送和接收的语言、非语言的信息部分协调起来。例如，如果信息接收者转过身去和皱眉或向上翻白眼，你可以指出，他的反应可能表明：在一定程度上他否认或无视他的伴侣。您的干预有助于让客户有意识地觉察到，他或她必须是开放的，尽可能接受他或她的伴侣的沟通方式。关系的成功取决于反复、成功地努力理解自己的伴侣，同时使自己被理解。成功将产生深刻的分享和亲密感。

关系咨询案例

当一个 28 岁的女子第一次到我这里做咨询，我问她什么原因使她来到这儿。她说她的婚姻遇到了问题，她没有性反应。她感觉和她丈夫的沟通极其困难，每一次她尝试，他们就会发生激烈的争吵，最后他骂她是一条冷漠的病鱼。

我让她告诉我关于她丈夫性方面和情感方面的表现，并了解他们关系的持续时间和过程。她说，他们在海滩上遇到的时候，那时她 25 岁，他们几乎是立即被对方吸引。她刚刚与一个占有欲非常强的、公开表达感情的、性欲过度的男人结束关系。她现在和丈夫遇到的问题与她上一段关系中的问题是一样的。

她形容他非常外向，非常有占有欲和专横。他每天晚上都想做爱，甚至试图让她加入一个性伙伴交换组，其中 8 对夫妇在聚会上交换伙伴。她每次都强烈拒绝他提出的这个要求。

在结婚之初，她就像他一样喜欢做爱，但是这持续了仅半年，她逐渐对性不感兴趣了。当她表达了对性不感兴趣，丈夫非常生气，并指责她有外遇。他们的沟通很快中断，她开始熬夜，晚上尽量避免性生活或与丈夫有任何其他接触。丈夫开始威胁她说要离开她，但如果她同意分手，丈夫则会情绪变得非常低落。在这时，他求她尽量让婚姻继续下去。

她告诉我，她想要婚姻继续下去，希望能与结婚的前六个月感觉一样，但她不知道丈夫是否也愿意接受治疗，因为他不相信自己有问题。我向她解释，我当然更愿意治疗他们两个，但开始时要分别治疗，然后，共同在一起治疗。她同意和他谈谈这件事。

我给她解释了情绪型和躯体型暗示感受性和性特征，并请她回答了暗示感受性和性特征调查问卷，此外，她还替她的丈夫回答了男性性特征问卷，按照她以为他会做出的回应。在两个问卷中，她情绪型数值得分很高。（请参阅下面的性特征问卷。）

第二天，我看到了她的丈夫。当我问能为他做什么时，他回答说，我没有什么毛病，我的妻子有问题，我们的婚姻处于危险之中，如果她不能恢复正常，我会离开她。

我简要地向他解释了情绪型性特征的女性，并且让他阅读关于情绪型女性和躯体型男性的描述。他同意，情绪型女性的文章准确地描述了他的妻子，但他说，躯体型男性的文章描述的只是他的一部分。（这是很典型的躯体型性特征的男性，他看待自己与别人看待他是不一样的。）治疗会话的开始，我概述了他的选择：一个是让婚姻继续下去；另一个是分居；最后一个是离婚。他立即选择了让婚姻继续下去。他也承认在婚姻期间污蔑妻子，并且建议交换性伙伴。他声称后者只是向自己证明她没有不忠于他，因为他不明白为什么她没有性欲。

我建议他参与暗示感受性和性特征问卷调查，像他妻子那样的方式。我告诉他，下次会话我将见他和妻子两人。正如预期的那样，他的分数显示出有很高的躯体型暗示感受性和性特征，他看他的妻子是情绪型性特征。（请参阅下面的性特征问卷调查。）

接下来是共同的会话。我们首先讨论了测试，审查了他们看自己和看对方的方式之间的差异，我们还讨论了丈夫如何较少地理解妻子的行为。妻子认为自己是 81％的情绪型性特征，丈夫认为她是 61％的情绪型性特征（差 20 分）。他认为自己 84％的躯体型性特征，她认为他 76％的躯体型性特征（差 8 分）。这表明，他看她更像他想要她成为的样子，而不是她真正的样子。他对待她根据自己一厢情愿的、错误的感觉。这就隐含了一层含义：他不接受她，他要她改变。这引起了她内心的强烈敌意，当他建议他们交换性伙伴时，敌意更加强烈。她觉得，他要她只是为了有别的女人。他情绪崩溃，她失去了对他的尊重，因为她觉得他软弱。

反过来，他不明白为什么她变得在性方面、情感方面都没有反应，所以他给她更多的压力，要求更多的性行为，希望情况有所好转。这使他们离得越来越远，沟通继续减少，直到他们两人都感到挫败泄气，因为他们无法理解或被理解，都想从这种情形中逃出去。

我向他们两人解释他们的行为，强调他们的暗示感受性或性特征没有对错之分，只是说这是因为误解才导致挫败的夸大。我向他们保证，我们将采取措施，通过学习正确的沟通来纠正这种误解。学习有效沟通的第一步是根据伴侣的行为来判断对方，并避免关于对和错、过去的关系，和第三方（如家庭和朋友）做出价值判断。第二步是要完全承担起责任，绝对确保所说的话全部被伴侣理解，沟通的另一方必须承担理解说话者所说内容的责任。

使用他们之前所做的性特征问卷，我大声读了女性问卷中的每一个问题，问妻子她的答案是什么意思，然后让丈夫解释他如何理解妻子的答案。男性问卷也这样处理。我的目的是找出言语冲突和言语之外的冲突。当我看到一个冲突，我会指出来并做解释，在以后两次会话中我继续此过程，然后建议之后几次会话我会分别见他们。在分别的会话中，我用催眠疗法对一些仍然存在的、阻止双方充分沟通的、影响妻子性舒适的敌意心理进行脱敏。

在我与妻子的第一次会话中，我告诉她，她可以期待在催眠状态中会感觉、体验到什么。然后我开始用手臂抬起测试，按字面意思使用直白暗示，为了检验她的书面问卷调查的结果，当她没有反应时，我转换为推理型暗示。一旦手臂触到了她的额头，我暗示深沉地睡着，加一个利于再催眠的催眠后暗示，并让她睁开眼睛，转移到躺椅上。在那里，我让她闭上眼睛，我用渐进式放松以加深她的催眠状态。我也用涉及自我感觉的、躯体的、直白的暗示，以努力提高她的躯体型暗示感受性。

有一次，我觉得达到了潜在的易受暗示的状态，我让她回忆与她的丈夫在一起感觉挫败的不同的几个情况，暗示她先是感觉挫败，然后忽略它不管，去感觉更放松。接着，我暗示她尝试再次感受到一次特定的挫败，但补充说她会发现自己变得无动于衷。在接下来的 5 次会话中我继续这个程序，直到我认为应该处理她与丈夫进行性行为的愿望。我让她回忆他们关系的开始，想象如何和丈夫过舒服的性生活。然后，我暗示她把这种感觉带到现在。

在我对妻子做工作的同时，我还对她的丈夫做工作，尝试将他的暗示感受性调整到更倾向于平衡的状态。为了消除他的过度占有欲，我不得不消除他被拒绝和失落的感觉。我通过视觉化和直接暗示来脱敏，让他看到在他们关系的早期阶段与妻子沟通的方式。经过一系列的单独催眠和大约四次共同会话，他们的关系发生了转机。他们开始交流感情和未来方向，并一起制定目标。新的关系平衡在关系咨询的六个月后出现。

关系咨询一段时间结束后，我和妻子约谈，消除她的吸烟习惯。她向我说，他们的沟通仍在改善，他们的婚姻比以往任何时候都要幸福。

性特征调查问卷答案
她如何看待自己
（19%躯体型/81%情绪型）

性特征问卷（一）

1．在本问题中，我们将使用术语"父亲"来指父亲、继父、亲戚或其他主要角色榜样——最影响你和你生活的男性人物；我们将使用术语"母亲"来指母亲、继母、亲戚或其他主要角色榜样——最影响你和你生活的女性人物。如果不止一个答案适合，两个都回答"是"。如果你的父亲展现一个或多个所列行为，你要回答"是"。

a．当你在 9~14 岁之间，你的父亲比你的母亲有更强的占有欲，或者更多在身体上、口头上表达关爱吗

是□ 否☑

b．当你是 9~14 岁之间，你是由母亲独自抚养的吗？

是□ 否□

c．当你是 9~14 岁之间，你是由父亲独自抚养的吗？

是□ 否□

2．如果你的伴侣想结束一段你还想继续的关系，你发现你的思绪常回到伴侣那里，你的精力用于恢复关系上，以至于你发现在其他事情上很难集中精力吗？

是□ 否☑

3．在你生活中，关系对你来说是第一位的吗？

是☑ 否□

4．你喜欢选择和送礼物给伴侣吗？　　　　是□ 否☑

5．你觉得你表达对伴侣的感情和爱多过他对你的表达吗？

是☑ 否□

6. 你的伴侣在别人面前对你关爱或讨好你，你会感到舒服吗？

是□ 否☑

7. 如果你怀疑伴侣欺骗了你，你会倾向于责备使你的伴侣误入歧途的那个人吗？

是□ 否☑

8. 你比伴侣更容易表达亲密的感情和态度吗？

是□ 否☑

9. 你能很容易地接受伴侣在先前的婚姻或关系中的孩子吗？

是☑ 否□

10. 比起你的伴侣，你是否比他／她更易嫉妒或更有占有欲？

是☑ 否□

11. 当你和伴侣做爱时，你希望或者尽可能延长时间或者短暂的休息后马上再来一次吗？

是□ 否☑

12. 你希望伴侣比现在更性感地接近你吗？

是□ 否☑

13. 回顾以前的某段关系，你曾被断然拒绝，以至于你经历了巨大的身体或情绪上的痛苦吗？

是□ 否☑

14. 在过去的一段关系中，你感觉自己被拒绝，你会极端愤怒、发脾气、报复你的伴侣，或有暴力行为吗？（如果你觉得有一个或更多的这些行为，就回答"是"。）

是□ 否☑

15. 当你第一次遇见一个对你有性吸引力的人，最初吸引你注意的是他／她腰部以下而不是腰以上的身体部位吗？

是□ 否☑

16. 你比你的伴侣在社交上更外向吗？

　　　　　　　　　　　　　　　　　　　　　　　是□　否☑

　　17. 当你们的关系出现了问题，在关系稳定之前，你觉得需要
和伴侣"说出来"，而不是让事情平息吗？

　　　　　　　　　　　　　　　　　　　　　　　是□　否☑

　　18. 在一段关系中，你需要你的伴侣告诉你，你和他／她的关
系处于什么位置吗？

　　　　　　　　　　　　　　　　　　　　　　　是□　否☑

　　19. 你比你的伴侣更需要经常做爱吗？

　　　　　　　　　　　　　　　　　　　　　　　是□　否☑

　　20. 当你们正在做爱的时候，你喜欢伴侣谈论他／她的感受和
体验吗？

　　　　　　　　　　　　　　　　　　　　　　　是□　否☑

性特征问卷（二）

　　1. 在本问题中，我们将使用术语"父亲"来指父亲、继父、亲
戚或其他主要角色榜样——最影响你和你生活的男性人物；我们将使
用术语"母亲"来指母亲、继母、亲戚或其他主要角色榜样——最
影响你和你生活的女性人物。如果不止一个答案适合，两个都回答
"是"。如果你的父亲展现一个或多个所列行为，你要回答"是"。

　　a. 你在 9~14 岁之间，你的父亲比你的母亲对你有更少的占有
欲或者更少在身体上和口头上表达对你的关爱吗？

　　　　　　　　　　　　　　　　　　　　　　　是☑　否□

　　b. 在你 9~14 岁之间，你是由母亲独自抚养的吗？

　　　　　　　　　　　　　　　　　　　　　　　是□　否□

　　c. 在你 9~14 岁之间，你是由父亲独自抚养的吗？

　　　　　　　　　　　　　　　　　　　　　　　是□　否□

2. 你期待得到的性快乐往往超过你实际体验到的性快乐吗？

是☑　否□

3. 在与你的性伴侣发生关系时，为了得到或保持性冲动，你会经常幻想与不同的伴侣或进行另一种性行为吗？

是□　否☑

4. 你发现自己经常想要在伴侣之前尽快结束性行为吗？

是☑　否□

5. 在与伴侣做爱的时候，伴侣的猛烈激吻让你失去性趣而不是引起性趣吗？

是☑　否□

6. 在晚上或做爱的时候，在你和伴侣有过性行为后，他／她通常会在你之前想要再次做爱吗？

是☑　否□

7. 性爱之后，你感觉立刻想入睡，身体从伴侣身边移开或者从事一些非性活动（阅读、看电视、洗澡等），而不是与你的伴侣偎依在一起吗？（如果你心里有这样的愿望，无论是否你真的做其他活动，都回答"是"。）

是☑　否□

8. 一个关系的新鲜感消退后，你发现你的性冲动减少到明显低于伴侣的水平吗？

是☑　否□

9. 回想你以前关系结束的时候，你的脑海中已经有了一个新的伴侣，或是在关系结束之前你已经与别人有关系了吗？

是☑　否□

10. 如果你的伴侣在做爱的时候谈论性行为，你发现很难专注于你的性感觉吗？

是☑　否□

11. 如果你的伴侣在公共场所抚摸你、吻你、抱你，你会感觉舒适吗？

是☑ 否☐

12. 你比你的伴侣更经常找借口不与对方做爱吗？

是☐ 否☑

13. 你和伴侣解决一次争吵或分歧后，你通常比伴侣需要更长的时间"原谅和忘记"，从而才有心情与他／她做爱吗？

是☑ 否☐

14. 不得不频繁给你的伴侣安慰和赞美，你会感觉麻烦或烦恼吗？

是☑ 否☐

15. 你似乎比你的伴侣需要更多的独处时间吗？

是☑ 否☐

16. 你不是讨论你们的关系，而是通常秉持的态度是"只要我不抱怨，一切都会好"吗？

是☑ 否☐

17. 当你和伴侣做爱，如果你的伴侣明确地谈他／她的感觉或在做什么，或者让你也谈谈你的感觉或在做什么，这会让你不舒服吗？

是☑ 否☐

18. 当你第一次遇见对你有性吸引力的人，最初吸引你的身体部位是他／她腰部以上而不是腰部以下吗？

是☑ 否☐

19. 你认为你能在同一时间爱上不止一个人吗？

是☐ 否☑

20. 你的伴侣比你更经常想要性吗？

是☑ 否☐

性特征调查问卷答案

他如何看待她

（39%躯体型/61%情绪型）

性特征问卷（一）

1. 在本问题中，我们将使用术语"父亲"来指父亲、继父、亲戚或其他主要角色榜样——最影响你和你生活的男性人物；我们将使用术语"母亲"来指母亲、继母、亲戚或其他主要角色榜样——最影响你和你生活的女性人物。如果不止一个答案适合，两个都回答"是"。如果你的父亲展现一个或多个所列行为，你要回答"是"。

a. 当你在 9~14 岁之间，你的父亲比你的母亲有更强的占有欲，或者更多在身体上、口头上表达关爱吗？

是□ 否☑

b. 当你是 9~14 岁之间，你是由母亲独自抚养的吗？

是□ 否□

c. 当你是 9~14 岁之间，你是由父亲独自抚养的吗？

是□ 否□

2. 如果你的伴侣想结束一段你还想继续的关系，你发现你的思绪常回到伴侣那里，你的精力用于恢复关系上，以至于你发现在其他事情上很难集中精力吗？

是□ 否☑

3. 在你生活中，关系对你来说是第一位的吗？

是☑ 否□

4. 你喜欢选择和送礼物给伴侣吗？

是□ 否☑

5. 你觉得你表达对伴侣的感情和爱多过他对你的表达吗？

是☑ 否□

6. 你的伴侣在别人面前对你关爱或讨好你，你会感到舒服吗？

是☑ 否□

7. 如果你怀疑伴侣欺骗了你，你会倾向于责备使你的伴侣误入歧途的那个人吗？

是□ 否☑

8. 你比伴侣更容易表达亲密的感情和态度吗？

是□ 否☑

9. 你能很容易地接受伴侣在先前的婚姻或关系中的孩子吗？

是☑ 否□

10. 比起你的伴侣，你是否比他／她更易嫉妒或更有占有欲？

是☑ 否□

11. 当你和伴侣做爱时，你希望或者尽可能延长时间或者短暂的休息后马上再来一次吗？

是□ 否☑

12. 你希望伴侣比现在更性感地接近你吗？

是□ 否☑

13. 回顾以前的某段关系，你曾被断然拒绝，以至于你经历了巨大的身体或情绪上的痛苦吗？

是□ 否☑

14. 在过去的一段关系中，你感觉自己被拒绝，你会极端愤怒、发脾气、报复你的伴侣，或有暴力行为吗？（如果你觉得有一个或更多的这些行为，就回答"是"。）

是☑ 否□

15. 当你第一次遇见一个对你有性吸引力的人，最初吸引你注意的是他／她腰部以下而不是腰以上的身体部位吗？

是□ 否☑

16. 你比你的伴侣在社交上更外向吗？

是□ 否☑

17. 当你们的关系出现了问题，在关系稳定之前，你觉得需要和伴侣"说出来"，而不是让事情平息吗？

是□ 否☑

18. 在一段关系中，你需要你的伴侣告诉你，你和他／她的关系处于什么位置吗？

是☑ 否□

19. 你比你的伴侣更需要经常做爱吗？

是□ 否☑

20. 当你们正在做爱的时候，你喜欢伴侣谈论他／她的感受和体验吗？

是□ 否☑

性特征问卷（二）

1. 在本问题中，我们将使用术语"父亲"来指父亲、继父、亲戚或其他主要角色榜样——最影响你和你生活的男性人物；我们将使用术语"母亲"来指母亲、继母、亲戚或其他主要角色榜样——最影响你和你生活的女性人物。如果不止一个答案适合，两个都回答"是"。如果你的父亲展现一个或多个所列行为，你要回答"是"。

a. 你在 9~14 岁之间，你的父亲比你的母亲对你有更少的占有欲或者更少在身体上和口头上表达对你的关爱吗？

是☑ 否□

b. 在你 9~14 岁之间，你是由母亲独自抚养的吗？

是□ 否□

c. 在你 9~14 岁之间，你是由父亲独自抚养的吗？

是☐ 否☐

2. 你期待得到的性快乐往往超过你实际体验到的性快乐吗？

是☐ 否☑

3. 在与你的性伴侣发生关系时，为了得到或保持性冲动，你会经常幻想与不同的伴侣或进行另一种性行为吗？

是☐ 否☑

4. 你发现自己经常想要在伴侣之前尽快结束性行为吗？

是☐ 否☑

5. 在与伴侣做爱的时候，伴侣的猛烈激吻让你失去性趣而不是引起性趣吗？

是☑ 否☐

6. 在晚上或做爱的时候中，在你和伴侣有过性行为后，他／她通常会在你之前想要再次做爱吗？

是☐ 否☑

7. 性爱之后，你感觉立刻想入睡，身体从伴侣身边移开或者从事一些非性活动（阅读、看电视、洗澡等），而不是与你的伴侣偎依在一起吗？（如果你心里有这样的愿望，无论是否你真的做其他活动，都回答"是"。）

是☐ 否☑

8. 一个关系的新鲜感消退后，你发现你的性冲动减少到明显低于伴侣的水平吗？

是☑ 否☐

9. 回想你以前关系结束的时候，你的脑海中已经有了一个新的伴侣，或是在关系结束之前你已经与别人有关系了吗？

是☐ 否☑

10. 如果你的伴侣在做爱的时候谈论性行为，你发现很难专注于你的性感觉吗？

是☑ 否□

11. 如果你的伴侣在公共场所抚摸你、吻你、抱你，你会感觉舒适吗？

是□ 否☑

12. 你比你的伴侣更经常找借口不与对方做爱吗？

是☑ 否□

13. 你和伴侣解决一次争吵或分歧后，你通常比伴侣需要更长的时间"原谅和忘记"，从而才有心情与他／她做爱吗？

是☑ 否□

14. 不得不频繁给你的伴侣安慰和赞美，你会感觉麻烦或烦恼吗？

是□ 否☑

15. 你似乎比你的伴侣需要更多的独处时间吗？

是□ 否☑

16. 你不是讨论你们的关系，而是通常秉持的态度是"只要我不抱怨，一切都会好"吗？

是☑ 否□

17. 当你和伴侣做爱，如果你的伴侣明确地谈他／她的感觉或在做什么，或者让你也谈谈你的感觉或在做什么，这会让你不舒服吗？

是☑ 否□

18. 当你第一次遇见对你有性吸引力的人，最初吸引你的身体部位是他／她腰部以上而不是腰部以下吗？

是□ 否☑

19. 你认为你能在同一时间爱上不止一个人吗？

是□ 否☑

20. 你的伴侣比你更经常想要性吗？

是☑ 否□

性特征调查问卷答案
他如何看待他自己
（84%躯体型 /16%情绪型）

性特征问卷（一）

1. 在本问题中，我们将使用术语"父亲"来指父亲、继父、亲戚或其他主要角色榜样——最影响你和你生活的男性人物；我们将使用术语"母亲"来指母亲、继母、亲戚或其他主要角色榜样——最影响你和你生活的女性人物。如果不止一个答案适合，两个都回答"是"。如果你的父亲展现一个或多个所列行为，你要回答"是"。

a. 当你在 9~14 岁之间，你的父亲比你的母亲有更强的占有欲，或者更多在身体上、口头上表达关爱吗？

是☑　否□

b. 当你是 9~14 岁之间，你是由母亲独自抚养的吗？

是□　否□

c. 当你是 9~14 岁之间，你是由父亲独自抚养的吗？

是□　否□

2. 如果你的伴侣想结束一段你还想继续的关系，你发现你的思绪常回到伴侣那里，你的精力用于恢复关系上，以至于你发现在其他事情上很难集中精力吗？

是☑　否□

3. 在你生活中，关系对你来说是第一位的吗？

是☑　否□

4. 你喜欢选择和送礼物给伴侣吗？

是☑　否□

5. 你觉得你表达对伴侣的感情和爱多过他对你的表达吗？

是□　否☑

6．你的伴侣在别人面前对你关爱或讨好你，你会感到舒服吗？

是☑　否□

7．如果你怀疑伴侣欺骗了你，你会倾向于责备使你的伴侣误入歧途的那个人吗？

是□　否☑

8．你比伴侣更容易表达亲密的感情和态度吗？

是☑　否□

9．你能很容易地接受伴侣在先前的婚姻或关系中的孩子吗？

是☑　否□

10．比起你的伴侣，你是否比他／她更易嫉妒或更有占有欲？

是☑　否□

11．当你和伴侣做爱时，你希望或者尽可能延长时间或者短暂的休息后马上再来一次吗？

是☑　否□

12．你希望伴侣比现在更性感地接近你吗？

是☑　否□

13．回顾以前的某段关系，你曾被断然拒绝，以至于你经历了巨大的身体或情绪上的痛苦吗？

是☑　否□

14．在过去的一段关系中，你感觉自己被拒绝，你会极端愤怒、发脾气、报复你的伴侣，或有暴力行为吗？（如果你觉得有一个或更多的这些行为，就回答"是"。）

是□　否☑

15．当你第一次遇见一个对你有性吸引力的人，最初吸引你注意的是他／她腰部以下而不是腰以上的身体部位吗？

是☑　否□

214

16. 你比你的伴侣在社交上更外向吗？

是☑ 否□

17. 当你们的关系出现了问题，在关系稳定之前，你觉得需要和伴侣"说出来"，而不是让事情平息吗？

是□ 否☑

18. 在一段关系中，你需要你的伴侣告诉你，你和他／她的关系处于什么位置吗？

是☑ 否□

19. 你比你的伴侣更需要经常做爱吗？

是☑ 否□

20. 当你们正在做爱的时候，你喜欢伴侣谈论他／她的感受和体验吗？

是☑ 否□

性特征问卷（二）

1. 在本问题中，我们将使用术语"父亲"来指父亲、继父、亲戚或其他主要角色榜样——最影响你和你生活的男性人物；我们将使用术语"母亲"来指母亲、继母、亲戚或其他主要角色榜样——最影响你和你生活的女性人物。如果不止一个答案适合，两个都回答"是"。如果你的父亲展现一个或多个所列行为，你要回答"是"。

a. 你在 9~14 岁之间，你的父亲比你的母亲对你有更少的占有欲或者更少在身体上和口头上表达对你的关爱吗？

是□ 否☑

b. 在你 9~14 岁之间，你是由母亲独自抚养的吗？

是□ 否□

c. 在你 9~14 岁之间，你是由父亲独自抚养的吗？

是□　否□

2. 你期待得到的性快乐往往超过你实际体验到的性快乐吗？

是□　否☑

3. 在与你的性伴侣发生关系时，为了得到或保持性冲动，你会经常幻想与不同的伴侣或进行另一种性行为吗？

是☑　否□

4. 你发现自己经常想要在伴侣之前尽快结束性行为吗？

是□　否☑

5. 在与伴侣做爱的时候，伴侣的猛烈激吻让你失去性趣而不是引起性趣吗？

是□　否☑

6. 在晚上或做爱的时候中，在你和伴侣有过性行为后，他／她通常会在你之前想要再次做爱吗？

是□　否☑

7. 性爱之后，你感觉立刻想入睡，身体从伴侣身边移开或者从事一些非性活动（阅读、看电视、洗澡等），而不是与你的伴侣偎依在一起吗？（如果你心里有这样的愿望，无论是否你真的做其他活动，都回答"是"。）

是□　否☑

8. 一个关系的新鲜感消退后，你发现你的性冲动减少到明显低于伴侣的水平吗？

是□　否☑

9. 回想你以前关系结束的时候，你的脑海中已经有了一个新的伴侣，或是在关系结束之前你已经与别人有关系了吗？

是□　否☑

10. 如果你的伴侣在做爱的时候谈论性行为，你发现很难专注于你的性感觉吗？

是□　否☑

11. 如果你的伴侣在公共场所抚摸你、吻你、抱你，你会感觉舒适吗？

是□　否☑

12. 你比你的伴侣更经常找借口不与对方做爱吗？

是□　否☑

13. 你和伴侣解决一次争吵或分歧后，你通常比伴侣需要更长的时间"原谅和忘记"，从而才有心情与他／她做爱吗？

是□　否☑

14. 不得不频繁给你的伴侣安慰和赞美，你会感觉麻烦或烦恼吗？

是□　否☑

15. 你似乎比你的伴侣需要更多的独处时间吗？

是□　否☑

16. 你不是讨论你们的关系，而是通常秉持的态度是"只要我不抱怨，一切都会好"吗？

是☑　否□

17. 当你和伴侣做爱，如果你的伴侣明确地谈他／她的感觉或在做什么，或者让你也谈谈你的感觉或在做什么，这会让你不舒服吗？

是□　否☑

18. 当你第一次遇见对你有性吸引力的人，最初吸引你的身体部位是他／她腰部以上而不是腰部以下吗？

是□　否☑

19. 你认为你能在同一时间爱上不止一个人吗？

是☑　否□

20. 你的伴侣比你更经常想要性吗？

是□　否☑

性特征调查问卷答案

她如何看待他

（76%躯体型 /24%情绪型）

性特征问卷（一）

1. 在本问题中，我们将使用术语"父亲"来指父亲、继父、亲戚或其他主要角色榜样——最影响你和你生活的男性人物；我们将使用术语"母亲"来指母亲、继母、亲戚或其他主要角色榜样——最影响你和你生活的女性人物。如果不止一个答案适合，两个都回答"是"。如果你的父亲展现一个或多个所列行为，你要回答"是"。

a. 当你在 9~14 岁之间，你的父亲比你的母亲对你有更强的占有欲，或者更多在身体上、口头上表达关爱吗？

是☑ 否☐

b. 当你是 9~14 岁之间，你是由母亲独自抚养的吗？

是☐ 否☐

c. 当你是 9~14 岁之间，你是由父亲独自抚养的吗？

是☐ 否☐

2. 如果你的伴侣想结束一段你还想继续的关系，你发现你的思绪常回到伴侣那里，你的精力用于恢复关系上，以至于你发现在其他事情上很难集中精力吗？

是☑ 否☐

3. 在你生活中，关系对你来说是第一位的吗？

是☐ 否☑

4. 你喜欢选择和送礼物给伴侣吗？

是☐ 否☑

5. 你觉得你表达对伴侣的感情和爱多过他对你的表达吗？

是□ 否☑

6. 你的伴侣在别人面前对你关爱或讨好你，你会感到舒服吗？

是☑ 否□

7. 如果你怀疑伴侣欺骗了你，你会倾向于责备使你的伴侣误入歧途的那个人吗？

是□ 否☑

8. 你比伴侣更容易表达亲密的感情和态度吗？

是☑ 否□

9. 你能很容易地接受伴侣在先前的婚姻或关系中的孩子吗？

是☑ 否□

10. 比起你的伴侣，你是否比他／她更易嫉妒或更有占有欲？

是☑ 否□

11. 当你和伴侣做爱时，你希望或者尽可能延长时间或者短暂的休息后马上再来一次吗？

是□ 否☑

12. 你希望伴侣比现在更性感地接近你吗？

是☑ 否□

13. 回顾以前的某段关系，你曾被断然拒绝，以至于你经历了巨大的身体或情绪上的痛苦吗？

是☑ 否□

14. 在过去的一段关系中，你感觉自己被拒绝，你会极端愤怒、发脾气、报复你的伴侣，或有暴力行为吗？（如果你觉得有一个或更多的这些行为，就回答"是"。）

是□ 否☑

15. 当你第一次遇见一个对你有性吸引力的人，最初吸引你注意的是他／她腰部以下而不是腰以上的身体部位吗？

是☑ 否□

16. 你比你的伴侣在社交上更外向吗？

是☑ 否☐

17. 当你们的关系出现了问题，在关系稳定之前，你觉得需要和伴侣"说出来"，而不是让事情平息吗？

是☐ 否☑

18. 在一段关系中，你需要你的伴侣告诉你，你和他／她的关系处于什么位置吗？

是☑ 否☐

19. 你比你的伴侣更需要经常做爱吗？

是☑ 否☐

20. 当你们正在做爱的时候，你喜欢伴侣谈论他／她的感受和体验吗？

是☐ 否☑

性特征问卷（二）

1. 在本问题中，我们将使用术语"父亲"来指父亲、继父、亲戚或其他主要角色榜样——最影响你和你生活的男性人物；我们将使用术语"母亲"来指母亲、继母、亲戚或其他主要角色榜样——最影响你和你生活的女性人物。如果不止一个答案适合，两个都回答"是"。如果你的父亲展现一个或多个所列行为，你要回答"是"。

a. 你在 9~14 岁之间，你的父亲比你的母亲对你有更少的占有欲或者更少在身体上和口头上表达对你的关爱吗？

是☐ 否☑

b. 在你 9~14 岁之间，你是由母亲独自抚养的吗？

是☐ 否☐

c. 在你 9~14 岁之间，你是由父亲独自抚养的吗？

是□　否□

2．你期待得到的性快乐往往超过你实际体验到的性快乐吗？

是□　否☑

3．在与你的性伴侣发生关系时，为了得到或保持性冲动，你会经常幻想与不同的伴侣或进行另一种性行为吗？

是□　否☑

4．你发现自己经常想要在伴侣之前尽快结束性行为吗？

是□　否☑

5．在与伴侣做爱的时候，伴侣的猛烈激吻让你失去性趣而不是引起性趣吗？

是□　否☑

6．在晚上或做爱的时候中，在你和伴侣有过性行为后，他／她通常会在你之前想要再次做爱吗？

是□　否☑

7．性爱之后，你感觉立刻想入睡，身体从伴侣身边移开或者从事一些非性活动（阅读、看电视、洗澡等），而不是与你的伴侣偎依在一起吗？（如果你心里有这样的愿望，无论是否你真的做其他活动，都回答"是"。）

是□　否☑

8．一个关系的新鲜感消退后，你发现你的性冲动减少到明显低于伴侣的水平吗？

是□　否☑

9．回想你以前关系结束的时候，你的脑海中已经有了一个新的伴侣，或是在关系结束之前你已经与别人有关系了吗？

是□　否☑

10．如果你的伴侣在做爱的时候谈论性行为，你发现很难专注于你的性感觉吗？

是☑ 否☐

11. 如果你的伴侣在公共场所抚摸你、吻你、抱你，你会感觉舒适吗？

是☐ 否☑

12. 你比你的伴侣更经常找借口不与对方做爱吗？

是☐ 否☑

13. 你和伴侣解决一次争吵或分歧后，你通常比伴侣需要更长的时间"原谅和忘记"，从而才有心情与他／她做爱吗？

是☑ 否☐

14. 不得不频繁给你的伴侣安慰和赞美，你会感觉麻烦或烦恼吗？

是☐ 否☑

15. 你似乎比你的伴侣需要更多的独处时间吗？

是☐ 否☑

16. 你不是讨论你们的关系，而是通常秉持的态度是"只要我不抱怨，一切都会好"吗？

是☑ 否☐

17. 当你和伴侣做爱，如果你的伴侣明确地谈他／她的感觉或在做什么，或者让你也谈谈你的感觉或在做什么，这会让你不舒服吗？

是☐ 否☑

18. 当你第一次遇见对你有性吸引力的人，最初吸引你的身体部位是他／她腰部以上而不是腰部以下吗？

是☐ 否☑

19. 你认为你能在同一时间爱上不止一个人吗？

是☑ 否☐

20. 你的伴侣比你更经常想要性吗？

是☐ 否☑

222

案例附录

　　我选择这个情绪型女性和躯体型男性的案例，是因为它描述了大多数前来咨询的夫妻的关系问题。尽管相反的情况已经在本章和第五章做了充分的阐述（其中男性是情绪型，女性是躯体型），我觉得对这些关系的主要问题进行简要总结，会帮助你在大脑中对每种情况构想出一个清晰的、持久的概念，这样当有人寻求你的帮助做关系咨询时，你就可以几乎立即区分你遇到的是哪种情况。

　　对于情绪型男性和躯体型女性，一旦关系的新鲜感逐渐消失，问题通常开始出现，此时，情绪型男性开始更多地退缩到自己内心。在这个时候，他倾向于把更多的精力投入到工作而不是家庭生活或与妻子的性。与妻子在一起时，他首先感兴趣的是自己的性满足。他可能会尝试找回关系早期的浪漫，通过保持一个或多个情妇。这种行为，甚至在它变得极端之前，导致躯体型妻子产生极大的被拒绝的感觉，掺杂着本能的嫉妒、多疑、占有欲强的性本能。她试图用她的方式使关系回到平衡，但是因为她在批判自我的同时也批判伴侣，所以他们不断地发生冲突。她越想要，他越不想要。他觉得有压力且退缩，她感到被拒绝，对他施加更多的压力。

　　在这样的情况下，双方都愿意参与咨询是非常重要的。不幸的是，情绪型的男性很少乐意同意共同咨询，因为他坚持认为婚姻问题是妻子的过错。他对治疗效果起着重要作用，所以打电话来激发他的动机可能是必需的。在这种情况下，告诉他，他不断寻找浪漫和刺激是徒劳的，如果他继续拒绝帮助，他将在不断徒劳地寻找中度过一生，花费大量赡养费、子女抚养费，以及法律费用。这应该会激发他的动机。

一旦伴侣双方都参与到咨询中来，就可以给他们的暗示感受性一个不具威胁性的标签，并对其行为做出非惩罚性的解释。然后帮助躯体型妻子感到安全，对自己的女性气质有信心，使她的情绪型丈夫的疏远对她将不再是威胁。此外，教给她（和她的丈夫）如何以对方的标准判断对方。对情绪型男性做工作，要帮助他明白自己的行为和他以前对它的误解。这将消除他的无休止的寻找，而这（结合妻子新的安全感和理解）将把他们的关系建立在稳固得多的基础上。

关系咨询中催眠干预的优势

本章讨论关系咨询的方法，因为它既适用于异性恋又适用于同性恋伴侣的关系咨询，比其他方法有更多的优势。优势之一是，它指导每个伴侣注意他的沟通方式和他的伴侣的沟通方式，使其努力澄清沟通的内容，这通常被看作婚姻关系改善必要的过程。这种方法的第二个优势是，审查沟通方式和努力澄清沟通内容都发生在不追究过错的气氛中。也就是说，每一位伴侣理解他／她的暗示感受性类型和沟通风格是正常和可以接受的，而他／她伴侣的暗示感受性类型和沟通风格也是正常和可以接受的，这时治疗可以继续帮助双方免于：

（1）责怪他／她的伴侣因为在沟通中遭遇困难。
（2）责怪他／她自己并且对冲突的原因感觉内疚。

暗示感受性可以描述为通过自然学习过程获得的特征，在它的发展中，同样也是任何个人不能有意识地控制的特征。因此，人们沟通的风格不是有意发展出来的。所以，当两个人关系达到这种极端时（他们的沟通方式成了冲突之源），他们可能会出现这种思路，以至于伴侣双方都不会试图把冲突归咎于自己或伴侣。这是有利的，因为它消除了可能产生的伴侣之间的感情沟通障碍的愧疚、敌意和防御。

为了阐明这种方法的额外的优势，治疗计划可以从另一观点来看。你有必要说给这对夫妻听：

（1）你们描述了一个问题。

（2）我的感觉是，你们没有一个人应该因为这个问题受到指责。

（3）你们的问题在于暗示感受性区域，这在催眠状态下可以觉察到。

（4）暗示感受性影响你们彼此的沟通。

（5）作为催眠师，我能够影响和修改暗示感受性，以改善你们的问题状况。

（6）当我改变你们的暗示感受性类型，你与对方的沟通将得到改善。

整个方法是基于催眠有效暗示的原则。不但在催眠状态下给出暗示，而且在清醒状态下也给出暗示。如果使用在这里列出的方法，暗示的力量对伴侣两人都会有效。使用直白或者推理的方式给予暗示，通过提高相互协作的伴侣的接受区域，他们的关系将会得到改善。

另一个重要的优势是利用情绪型／躯体型暗示感受性和性特征行为的术语，改变了夫妻的习惯语言，给他们一种新的语言来学习，他们以同样的基础开始，消除了一高一低的差异。情绪型暗示感受性和躯体型暗示感受性这两种类型不被视为负面的，这些都被解释为对他们来说正常的。涉及一定数量自证预言的心理方面措辞，都完全被消除。

还有值得注意的最后一个优势，在早期的方式中，关系咨询只是针对到来的伴侣中的一位进行辅导，沟通能力因此不能直接得到训练，在治疗中，缺席的伴侣经常认为咨询师和他的伴侣联合起来对付他。这实际上可能已经发生，但是即使没有，缺席的一方也越来越不愿意参加咨询，他觉得在这里自己会受到抨击。关系咨询的催眠治疗模式避免了这些问题，不情愿的伴侣很快就会看到，咨询在无指责的气氛中进行，这会鼓励他参与进来。伴侣两人共同参与治疗，他们的沟通可以得以观察并直接做针对性的工作，两种暗示感受性都可得到改变。如果双方都参加辅导，每人都会知道自己的伴侣与治疗师没有秘密的关系，也没有联合起来对付他。最后，这对伴侣将会共同成长、发展（通过咨询）。

第九章
催眠的讲授和演示

一般准则

作为催眠治疗师，你处于独特的地位，能够同时做专业方面的讲授和演示，作为一种合乎职业伦理的广告。

当你这样做时，记住有一点非常重要，你正代表着一个可信赖的、受人尊敬的行业，在你着手与观众建立契合关系时，你的服装、个人举止和专业精神都反映了你的这种态度。

你要调整你的引导前谈话的演讲内容，使其适应不同的年龄层次和社会经济阶层的观众，同时也要考虑，为什么特定的观众会需要或可以使用催眠治疗？

你的目标应当是用于教育大众，而不是娱乐大众。做舞台催眠时应避免浮夸、支配控制的态度。舞台催眠让公众了解了一些催眠的功用，同时也要对由于某些催眠师的个人品质导致的大众关于催眠状态的普遍误解负有责任。

如果你想从观众中筛选出志愿者，最好的办法是请观众参与锁手法、手臂抬起或手指分开的测试。可以邀请那些最乐意对测试做出回应的人做演示催眠的志愿者。

舞台演示应该大方雅观得体，不应该把志愿者置于尴尬或失控的境地。

通过手臂僵硬测试显示完全紧张和彻底放松的区别，或在观众面前创建怯场的存在与消失，这些都是有趣味的演示。

如果你选择催眠全场观众，参照第三章所述的渐进放松引导的步骤。向你的观众解释，这是一种达到催眠第一阶段的基本方法，每个人都将根据自己的暗示感受性进入。告诉他们，暗示感受性是一种习得的行为，它包括一个人如何学习、如何对推理做回应，以及如何受生活相关因素的影响。

在贯穿催眠演示的整个过程中，完全保持母亲式引导是可能的（并且是更可取的），不断强化这个概念：催眠就是让自己体验暗示感受性达到顶峰的过程。

以下是用于准备催眠演讲／演示的一步步的清单：

（1）准备一个引导前谈话的演讲，其中包括：解释心智理论；催眠是什么不是什么；当今社会中催眠的多种多样的用途。

（2）解释躯体型和情绪型暗示感受性及它们是如何被创建的。

（3）讨论高暗示感受性——它是什么，它是怎样造成的，它的危险性。

（4）解释一个人在催眠状态下会有什么感觉，他将会被如何唤醒，对接下来的催眠他会感觉怎样。

（5）对观众全体进行一系列的测试，或者做一个渐进放松。

（6）按照观众需求，与选定的志愿者做一些附加的演示。记住要保持品位。

（7）开展问答环节，让人们知道在哪里可以找到你做咨询。准备名片或小册子给想要的人。

第十章
自我催眠

关于自我催眠的误解

他人催眠（hetero-hypnosis）和自我催眠（self-hypnosis）之间的基本不同是：他人催眠是使抑制过程紊乱，而真正的自我催眠要求抑制过程组织得更有条理。在他人催眠中，催眠师以他的态度、技术和经验根据来访者他们自己的暗示感受性来影响来访者，无论是对情绪型暗示感受性来访者用推理式暗示，还是对躯体型暗示感受性来访者用直白式暗示，催眠师创建预期，直到他能够将来访者的头脑带入紊乱状态，从而创造出高暗示感受性。

人们常常被蒙蔽，相信他们正在从催眠师那里学习自我催眠，事实上是催眠师使用渐进放松的方式催眠客户。催眠师将会给予一个利于再催眠的催眠后暗示，这让来访者相信：当他在家中进入催眠状态时，他是进入了自我催眠。然而事实上，他只不过是对催眠后暗示产生了反应而已。当个体通过这种方式被催眠，他仅仅对于催眠师之前给予他的思想和念头呈现易受暗示状态，而他自己所暗示的其他任何观念都不能影响他，因为他实际上不是那个自己引导催眠状态的人，而且他只对催眠师的暗示易于接受。再者，催眠后暗示衰减（当催眠后暗示没有得到加强）以后，该个体将不再能够进入所谓的自我催眠状态。学习这个方式的个体通常因为效果不好，在很短时间之后就会停止使用自我催眠。

另一个关于自我催眠的错误观念也应该被澄清。当你进入自我催眠状态时，如果没有体验到响亮的铃声、闪电的闪光或者掉入无底深洞的感觉，请不要泄气。无论如何都什么也没有的情况比这些戏剧性的罗曼蒂克的想法还要多。大多数情况下，在开始的时候，自我催眠状态几乎是意识不到的。尽管在此状态中，你仍能听到周围的一切，只是感觉好像在做放松的白日梦。你可能发现思想游走，而且你可能感觉手指或脚趾有麻木感或麻刺感，或者身体的一部分或全部分离。这些感受对于自我催眠来说都是自然的。

与流行观念相反，我们已经发现人们更加需要被催眠而不是自我催眠。原因是大多数寻求催眠帮助的个体已经尝试了其他形式的帮助却不奏效。通常，他们已经尝试过自己处理问题，但是失败了。如果一个人有这样失败的经历，让他自我催眠将很难扭转趋势。此外，在许多情况下，一个人很难对自己的问题保持客观。因此，自我催眠不会对他产生作用，因为他不知道给自己什么类型的暗示。非常抑郁的人实际上会将抑郁带入自我催眠甚至会放大它，而不是移除它。这种人倾向于消极的思考，可能会用消极措辞的暗示导致另外问题的产生。

基于这些事实，你可以了解到，去教给某些人自我催眠并不一定是明智可取的。当你单独对他们做工作，帮助他们更客观地看到他们的问题，那么他们将处在一个更好的状态来帮助自己。

自我催眠设定

支配自我催眠设定的两个心智法则：重复法则和联系法则。

自我催眠设定过程基于暗示感受性的三个方面的概念（躯体型、情绪型、知识型）。我们已经发现人类直接受文字和声音的影响或者受其推理出的间接意思的影响。既然当躯体型、情绪型和知识型受到刺激时都会达到自我催眠的理想状况，那么自我催眠状态就是由分别影响这三个方面的词汇所创造的。为此目的你所选择的关键词将成为进入自我催眠的公式。

在你开始设定过程之前，理解躯体反应和情绪反应之间相互的关系非常重要。无论何时当你感到任何情绪，你的身体将会做出反应；而任何时候你躯体上有所感觉，你的情绪也会有反应。当一个发生，另一个必将跟随，所以在这两者之间有自然的联系。它是可逆的因果关系——原因产生结果，而结果能再次产生原因。这个概念可以非常有效地使用在你的治疗实践中。

要开始这个设定过程，首先将自己置身于一个半舒适的位置，这比在一个完全舒适的位置更有效，因为你保持清醒更能够构思暗示及组织你的思想过程。同时，半舒适的位置防止你进入常规睡眠状态。如果你躺在床上练习自我催眠，大脑产生抑制，允许自己进入常规睡眠状态的自然联系将会产生，因为这是一个比催眠状态更强的条件反射。采用不同的姿势很重要，可以在躺椅上。如果你必须用床，可以用枕头支撑自己，你的头至少比腿高约30厘米。在这个位置，你的心智不会联系到睡眠的情况。

一旦你处于半舒适的位置，你会保持自我觉察。来回活动一下，直到你感到身体能自由活动，没有衣服太紧或者任何不舒服的压力所引起的限制。让你的心智扫描全身，这将发送信息单位到你的大脑，使心智深处的原始区准备做出战斗与逃跑的反应。

但是注意，你的战斗反应会因为你的意识觉察到正在发生的事情而被中和。

大多数情况下，一个人集中注意力于放松自己的身体，他或者从头部开始，向下移动到脚，或者从脚向上移动到头。但是，在这个设定的新过程中，你将从手开始——最大的皮肤电阻变化发生的地方，对发生的生理变化的意识觉察加以运用。

自我催眠设定的第一步是找到能导致生理变化的生理刺激或者词汇，被称为自我感觉。要做到这一点，先让身体处于一个非常静止的状态，并且集中注意力在你的手上。通过集中注意力这个简单的动作，你就会开始感觉到一些生理变化的发生。做给自己看，抬起你的手到你面前，盯着你的手指，去尝试感受一些麻刺感或麻木感，好像皮肤内部有些什么东西向外扩张，试图从皮肤中出来。然后将你的手放回到椅子上，继续感受这种感觉。你的手感到冷或者麻木？感到放松？感到沉重？感到轻？选择一种感觉和一个词，可以和你的这种感觉产生联系并尽量匹配。集中注意力于你的双手 3 分钟到 5 分钟，当你体验到那种感觉非常强烈了，对自己说这个词。

例如，你可能对自己说，"我感到一种冷和麻刺的感觉"——冷和麻刺感。现在用词汇"冷"和"麻刺感"，尽力识别两者中哪个感受更强烈。你感受更强的那个词将成为你的躯体型关键词。当你已经确定躯体型关键词，尝试把你的手放在你大腿根处，试着让躯体型关键词相联系的感受下移，穿过大腿和臀部，向下到小腿和脚。当你在练习时，最好脱掉鞋子，这样你的脚就可以暴露在周围的空气中，这将增加自我的感知。

一旦达到并控制了躯体型关键词的感觉，联系法则就会发挥作用，准备你的情绪型和知识型的关键词。当生理变化发生，利用躯体型关键词与你的心智产生联系，心理效应就开始发生。确实如此，现在你正在感受或控制身体中某些感觉，允许你的情绪变得活跃，引发你的第二关键词（你的情绪型关键词）。这时，对自己说：

> 麻刺的感觉引起放松，从我的脚趾移动到我的脚跟，进入我的脚踝，进入我的小腿，我意识到我的腿向下沉。这个麻刺的感觉正在向后、向上通过我的大腿和臀部，并且我意识到手和大腿间的连接。这个麻刺的感觉将很快向上移动到我的手臂。当我意识到我的胃部肌肉的放松，我感到这个麻刺的感觉正向上移动，而且我开始觉察到我的呼吸。

既然你的呼吸对情绪的改变有更强的影响，相比你身体的其他功能，它可以用于建立和启动你的情绪型关键词。所以专注于你的呼吸，直到感受到它确实开始加深。接着，意识到你的情绪感受，试着结合一些在这个特定时刻会影响情绪感受的积极词汇。既然你不想与任何负面情绪有联系，所以只使用积极的词汇，例如，幸福、成功、自信、平和、或者任何给予你快乐或幸福感受的词汇。当你说这些词汇，在他们之间停顿一下，去觉察任何你能感受到的情绪变化。如果词汇是"快乐"，将快乐的感受与你的胸腔扩张和肺部吸入新鲜氧气联系在一起。这个词汇"快乐"将成为你的情绪型关键词。

接下来是知识型关键词，自我催眠训练中的第三个，最后一个，也是最重要的。最后的关键词，所有人都是一样的"深沉的催眠状态的睡着"，或者"深沉的睡着"。

"睡着"不但是基本需求，而且是条件反射的结果，我们每个人自出生之日起就已经对此产生反应。它是我们每晚都会经历的条件反射，当我们躺下，将自己置身于一个舒适的位置，允许思维变得抑制，有些时候几乎空白，然后进入正常的睡眠逃避机制。

你的潜意识往往只与一个条件相关联，所以每一次你将自己置身于这个位置，你的潜意识就假设你将要"睡着"，而你的意识被允许进入无意识的正常睡眠状态。在这段时期中，身体被允许休息，除此之外，你的头脑被允许通过梦境发泄所有对于你来说不再有价值的事件、创伤、念头和想法。"*睡着*"是非常强的知识型条件反射。因为你不能否认这样一个事实，你能够、将要而且必须睡觉，你的知识型暗示感受性（要求逻辑和理由）必须对于"*深沉的睡着*"的暗示做出反应。

你可以将这个条件用于自我催眠中，通过改变正常睡眠状态的某些方面。首先，改变身体的位置，剔除与正常睡眠的自然联系。第二，在"*睡着*"前加一些词汇，"*深沉的催眠状态的*"或者"*深沉的*"，进一步区分两个状态，同时将自己置于恍惚的状态中。确实如此，你正在集中注意力于你的身体，允许你组织你的抑制过程。一开始，这个条件仅仅可以将你置于很浅的状态，但是重复将带来更深的深度和控制，你将对三个关键词形成非常强的条件反射。

通过实验，我们已经发现，在催眠状态，任何暗示被正确地放置于心智中大约 21 次，就会变成自动触发的机制，并且在使用中继续加强。自我催眠设定过程中，你的眼睛可能会产生快速眼动，与你做梦时发生的情况相同，而且你可能感到在眼皮下的眼球会不自觉地往上翻动。利用这个情况，故意上翻你的眼睛同时重复这些词"*深沉的催眠状态的睡着*"，因此，建立一个眼球上翻与词汇"*深沉的催眠状态的睡着*"之间的联系。

一旦进入状态，你可能会倾向于怀疑自己是否在催眠状态中，因为你的意识还有觉察。但是，实际上，有意识觉察是一个特征说明你处在催眠状态，而不是正常的睡眠状态。催眠状态的另一个特征是，有时你可能忘记你正集中注意于什么，因为任何时候你的意识一旦开始停顿，它都倾向于从正常的思维过程转移到过去事件或未来计划。你不应该企图克服此点，相反地，是要在训练过程中利用它，作为一个非常强有力的方式来拓展你的心智，增强你的心灵觉察。你可以进一步使用它来开发积极思维和想法在不同类型的商业、教育及其他无论什么领域。

总之，自我催眠设定程序如下：

假设你的关键词是"**麻刺感**"，"**快乐**"和"**深沉的催眠状态的睡着**"，将自己置身于一个半舒适的位置，双手放在大腿上。开始集中注意力在你的双手上，默默暗示自己的双手感到一种麻刺的感觉，这种感觉开始向下移动贯穿你的身体和进入你的双腿。一旦麻刺感觉到达你的双脚，翻转方向，暗示你感到这种麻刺的感觉从脚趾到脚跟、脚踝、小腿，到你的双手和双腿的接触区域，然后向上贯穿身体的上半部分。当这种放松通过你的胃部肌肉和腹腔神经丛开始向上移动，意识到它继续向上通过你的手臂。这时，加深你的呼吸并且集中所有的注意力到你的呼吸，默默地对自己说你的情绪型关键词。呼吸的扩张和"**快乐**"这个词汇自然联系起来，开始成为情绪型关键词出现的条件象征。

继续去觉察你的呼吸仍然在加深，当放松穿过你的肩膀，进入你的背部，向上经过你的颈部肌肉，进入头皮，穿过前额。当它开始向下移动经过脸部和下颌肌肉，这时，去觉察你的眼球在你的眼皮下有一种向上翻的倾向。当你意识到这些生理活动，在头脑中植入这些词"**深沉的催眠状态的睡着**"，从而强化自然联系。

下一步——唤醒步骤——他的重要性怎么强调都不过分。许多时候，已经进入不同程度恍惚状态的人没能将自己带出这个状态，所以他们对自己和对他们环境中消极因素保持较高的暗示感受性。事实上，许多心理学家、精神科医生、催眠师、婚姻咨询师，和其他咨询师或者治疗师会发现，他们也曾经因为这个原因，对自己和他人变得过度容易接受暗示。如果不能识别和改变高暗示感受性，这些人可能最终达到没有能力解决其他人问题的地步。

唤醒的过程包括建立一个条件，你的心智可以把它与唤醒联系在一起。最好的步骤是从零向上数到五，说："完全清醒！"然后，立即改变你的位置，坐起来或是移动到另一张椅子上或者不同的位置。你的心智将感知这一行动是积极的而非消极的状况，因此，将你从高暗示感受性状态释放出来。再一次重复数数，一，二，三，四，五，完全清醒！就像在心智中暗示的重复会产生条件反射，在心智中唤醒过程的重复也创造一个条件，从而把你带回到清醒的状态。

在你多次创造了催眠状态和清醒状态以后，你将开始认识到与之关联的不同感受。当进入催眠状态，一些人感到麻刺的电流经过额头，一些人会有平静的感觉，一些人会有麻木的感觉，等等。每一个个体将体验到独特和不同的自我感受的变化。当他们醒来，或者感觉轻微的颤抖或者感到不同的敏锐，等等。重要的是你要学习去识别出你的反应，这样你总是能知道你是在状态内还是外，而且将能总是完全控制你的暗示感受性。

因为自我催眠是一个条件反射，持之以恒的练习是必需的。这不是说你必须花大量时间在状态中，只是说你应该经常练习。实际上，花在状态中的平均时间应是 15 分钟，不然会产生很强的从状态出来的趋势。

当你在催眠状态时，如果你被电话铃声或是来人的敲门声打扰，一定要数数将自己唤醒。不要因为你的眼睛睁着和你在四处走动，就假定你已经走出催眠状态。如果你忽视自我唤醒，你将保留暗示感受性对所有所接触的负面事物都容易受其影响。因为新闻中、报纸上、日常生活中，负面的总比正面的更多，你会将这些吸收进来，可能会感到急躁和抑郁。如果你注意到这些症状而且记起在上一次自我催眠中你没有唤醒自己，就通过数数的过程来达到尽可能的深度，然后数数将自己唤醒，记得说："完全清醒！"

　　一个人所能达到的自我催眠设定的成功程度是由练习花费的时间决定的。一些人可以在一天中达到自我引导的高暗示感受性状态，另一些人需要一周，有些需要一个月。但是，它对每个人都有效果。

附录一
HMI 催眠治疗课程体系

欢迎你走进美国催眠动机学院（HMI），欢迎你走进美国第一家国家教育部认证的催眠疗法大学，HMI 创建于 1968 年，今年是 HMI 创建的第 49 周年。

HMI 的使命是：在我们自己和他人之间不断地探索，我们的潜意识心智到底是如何影响我们的行为，影响我们的生活，如何帮助我们实现我们的梦想和目标。我们的哲学基于一个信念：潜意识心智是一个目标机器，一个专注和驱动达成目标的程序路径。

我们主要信条是：我们生活中的所有事件，包括"运气"，无论是好是坏，都是潜意识发出的能量的表现。这种能量不断地努力去履行潜意识设定的程序。通过对这一信条的研究，教育及临床应用，HMI 渴望通过培养一种对这些原则的更好的觉察，去发展人们的潜意识心智去更好地与意识的愿望保持一致，让世界更美好。

HMI 获得以下部门 / 机构的资格认证和批准认可：

继续教育和培训认证委员会（ACCET），这是公认的美国教育部的鉴定机构。

远程教育认证委员会（DEAC），这是公认的美国教育部的鉴定机构。

私人高等教育局（BPPE），消费者事务部。

加利福尼亚州行为科学委员会（BBS），作为一家培养持证婚姻及家庭治疗师和临床社工的继续教育学分提供者。

加利福尼亚州注册护士委员会（BRN），作为一个注册护士继续教育学分提供者。

加利福尼亚州牙科委员会（DBC），作为一个持证牙医和助理牙医的继续教育学分提供者。

催眠治疗师工会（HU），作为一个专业认证催眠治疗的教育提供者。

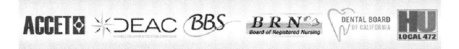

在线远程认证培训课程

HMI 一直向催眠行业提供着一系列高品质的全面的专业催眠治疗训练课程，培养了一批又一批的专业催眠师。

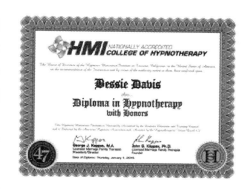

HMI 催眠治疗诊所拥有 50 余名持证的催眠治疗师，在过去的 49 年间，向社会提供了 250000 小时以上的私人催眠治疗服务。正是这种临床经验，提供给 HMI 催眠治疗认证培训和实习计划坚实的基础。这也能保证你能在这里成为一名认证专业催眠师。

HMI 远程教育学院可以传递到你家庭或办公室一个全国性认证的交互式在线学习体验。HMI 远程教育结合了一对一面对面的个别辅导和在线流媒体视频课程，无论任何时间，你都可以身临其境地感受到发生在洛杉矶加利福尼亚州 HMI 培训课堂里的一切。

HMI 的毕业生可以获得"催眠治疗毕业文凭认证"，去标志他们已经成功完成了认证职业培训，准备好从事催眠治疗生涯。

现在开始零费用

现在 HMI 提供给你一个绝佳的机会，绝对没有任何费用地开始你的 HMI 专业催眠治疗培训。

事实确实如此，现在你可以登录 http：//hypnosis.edu，拿到我们九个模块中的第一个模块，没有任何费用。

第一辑《催眠治疗基础》课程包含 5 集 2 小时视频课程，还可以与你的私人 HMI 导师互动。

这是你关于如何去通过帮助别人实现他们的个人目标来增加额外收入和参加 HMI 付费专业催眠治疗培训的第一步探索。

可以在白天和夜晚的任何时间学习

现在你可以拥有你的私人座位在 HMI 课堂，无论白天还是夜晚，无论你在地球的哪个时区。在面授课程中，你常常可能因为课表安排，交通，或家庭的责任耽搁妨碍了你的正常出勤。但你的高速网络连接允许你通过流媒体视频的魔法坐在 HMI 课堂里，无论何时何地，都非常方便。

另外，你还有机会不止一次地回顾复习课程。

当讲到催眠技术的示范，跟你的富有经验的催眠治疗导师学习微妙的细节和措辞是非常重要的。

一次又一次观察这些迷人的示范，是为了在未来使用时，仅靠几个月前的课程中的记忆来使用这些技术时更加可靠。

获得专人导师跟踪指导

每个远程教育的学生都会有一个专人导师去陪伴他整个学习生涯。

导师都是从 HMI 认证培训中毕业的，催眠治疗师工会认证的，在 HMI 催眠诊所持续催眠治疗执业的。

每一个 HMI 远程教育学生都能看到他的专人导师的肖像和个人简介，去培养亲近的人际关系。

你的专人导师的教育和临床经验转化为对你针对课程的吸收和临床实践的反馈的个人关心和帮助。你可以自由地问他们你的任何问题，关于你对学习资料的理解或对他们的实践。另外，你的专人导师还可以提供给你一些诀窍和工具用在你自己的催眠治疗实践中。

与全世界的 HMI 学员互动

HMI 虚拟教室，光注册登记 HMI 高级课程的学员就遍布全球，可以提供给你机会去互动和信息共享。加入你当地的 HMI 练习团体去面对面互动或加入全球 HMI 的 skype 群去视频聊天，你将会收获倍增。

HMI 远程教育学院——第 1 辑

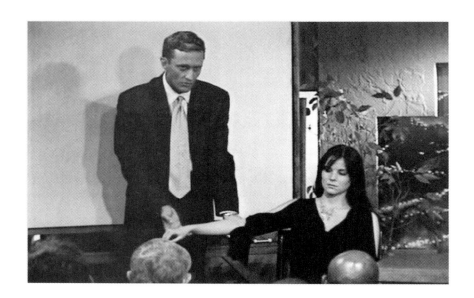

零费用开始你的 HMI 在线培训

HMI 现在提供的第一辑，是九辑专业培训课程中的第一辑，是零费用的，所以你可以完全／充分的探索／探险，没有风险或恐惧，这是你能利用的体验 HMI 远程教育课程的极好的学习时机。

当你亲自看看我们互动式远程教育项目是如何运作的，你将会发现 HMI 培训的品质和深度。

HMI 的《催眠治疗基础》课程（第一辑）代表着 HMI 哲学的核心，是获得催眠治疗毕业文凭认证培训和开始认证催眠治疗师生涯的第一步必须完成的课程。

第一辑《催眠治疗基础》课程内容

● 理解催眠到底是什么，以及如何去引发催眠的反应

- 一步步教你如何去催眠任何一个人
- 如何去测试"躯体型 & 情绪型暗示感受性"
- 如何设定催眠暗示
- 如何去做震撼和瞬间引导
- 如何去做集体催眠
- 如何去做自我催眠
- 结业证书
- 10 小时教育演讲在线视频
- PDF 格式的 HMI 学员手册

第一辑《催眠治疗基础》课程充满了技术示范和实操作业，教你去催眠你自己和别人。很多学生认为这是所有视频课程中最有趣和令人兴奋的一辑。

不管你在之前有没有参加过催眠培训，第一辑是所有学员的起点。

在完成 HMI 基础课程之后，如果你希望继续学习，还有 96 小时的高级 DVD，和（或）在线课程可供选择，这个高级课程由 8 辑组成，每一辑包含六个 2 小时的教育演讲视频，每个不同的 HMI 导师具有不同的特色。这些课程是完全模块化的，可以任人用任何顺序完成。

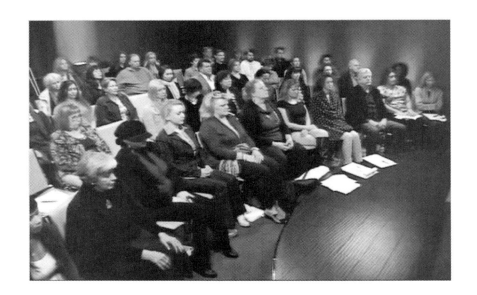

辑 2-1　催眠模式
主讲：George Kappas

　　HMI 现任校长、首席导师 George Kappas 的核心课程。这节课探索催眠治疗的历史和本质，催眠模式的定义，并分解出催眠模式的三个必要元素，我们如何从社会中的各种呈现形式中识别出催眠模式。

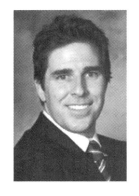

　　在此课程中，George Kappas 带领大家进行批判性分析宗教形式，吉普赛人，心灵学，走火，左右脑理论，每种都能检查出三种必要元素的存在。有趣，愉快，有启发性是描

述这节课程的三个关键词。

辑 2-2　神经语言程序学 NLP（Ⅰ）
主讲：John McCarthy

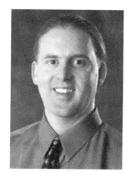

在这节课程中，认证 NLP 培训导师和催眠治疗师 John McCarthy，介绍 NLP 和"将一种卓越状态锚定进你客户潜意识心智中"的技术，如何去"重构"一个问题消除它的负面影响，如何去"同步"然后"引领"你的客户到达更富有资源的状态。

辑 2-3　神经语言程序学 NLP（Ⅱ）
主讲：John McCarthy

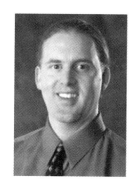

这是 NLP 系列的第二课，在这节课中，认证 NLP 培训导师和催眠治疗师 John McCarthy 演示 NLP 策略去帮助你的客户取得他们想要的结果。如何通过角色模仿去让你自己或你的客户发展出卓越的状态。如何识别和解释所有治疗会话中的潜意识模式。

辑 2-4　艾瑞克森式催眠
主讲：Joe Leeway

在这节课中，认证 NLP 培训导师和催眠治疗师 Joe Leeway 介绍了历史上最著名的催眠治疗师米尔顿·艾瑞克森的生活、工作和语言模式。这节课里包括了许多的示范，催眠治疗师可以利用这些模式和这些模式的"元程序"去帮助他们的客户明确地了解他们的情况，然后创建他们寻求的改变。

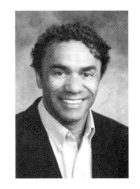

辑 2-5　卡帕斯式催眠
主讲：George Kappas

HMI 现任校长 George Kappas 带你全面领略 John Kappas 的生命故事和发展历程，从他的家族历史到他从业经历中的坎坷曲折，让你更好地理解这位催眠开拓者，一位非常幽默的对生活和工作拥有深刻洞见的约翰·卡帕斯。这些内容只有他的儿子才能告诉你。

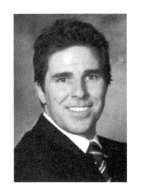

辑 2-6 临床案例报告
主讲：John Kappas

John Kappas 的经典催眠视频。本临床案例的主角是 Denise，二十多岁的女性，希望去改变人际关系。

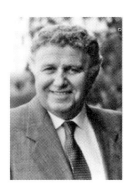

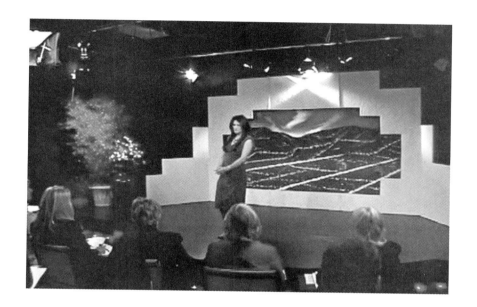

辑 3-1　催眠回溯

主讲：Michele Guzy

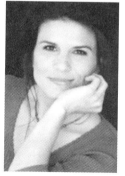

催眠回溯是最吸引人的一种催眠技术，但也是存在问题最多的一种技术。即使在今天，对于回溯，很多人都仍然存在很多误解，并且在误用它。

在这节课中，Michele Guzy 探讨了催眠回溯的过去和现在，及它治疗用途相关的重要的伦理和法律责任。

课程中分开讲述了年龄回溯和前世回溯，并且清晰地揭示了他们的应用、技术、应用中的法律伦理及陷阱。

这是催眠治疗师开展工作前必须上的一课。

辑 3-2　梦治疗
主讲：George Kappas

如果说催眠暗示是催眠治疗师告诉客户潜意识心智的内容，那么梦就是客户的潜意识心智的回应。作为潜意识行为的专家，梦治疗可能是催眠治疗师的工具箱中最重要的技术之一。

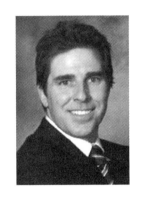

George Kappas 以他独特的幽默风格和暗喻，概括了这种诱人的风格和把梦治疗整合到你的催眠治疗实践中的策略。这个课里不仅有关于梦治疗的一步步指导，还有大量的治疗理念、建议和洞见，值得我们多次观看。

辑 3-3　催眠诊断工具 A
主讲：John Melton

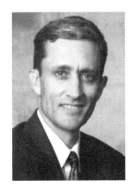

导师 John Melton 向你展示如何将埃里克·埃里克森的"发展阶段"整合到你的治疗中，还有如何应用生物反馈仪，催眠圆盘，闪光笔和小摆锤等催眠辅助工具。

辑 3-4　催眠诊断工具 B
主讲：Marc Gravelle

导师 Marc Gravelle 拥有 20 多年的催眠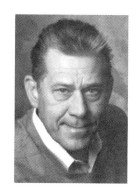
治疗经验，他会帮助你探索更多催眠诊断工
具的使用。你也会学到笔迹分析的基本元素，
去揭示你的客户行为中的或许连他们自己都
没觉察到的潜意识线索。

这节课中还介绍了作为潜意识心智表达的
"身体综合征"和一种叫"巴黎窗"的技术，
允许你从你的客户身上发现有价值的潜意识
信息。

辑 3-5　催眠剧
主讲：Candace Brown

你已经听说过它，被称作视觉化，指导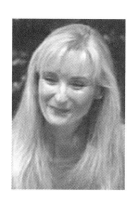
性意象或者其他。这节课是导师 Candace
Brown 展示她对这项强大催眠技术的卓越洞
见和成功应用。让你学会如何使用催眠剧在
提升运动成绩，提升公众演说能力，减少性
表现焦虑，以及几乎任何你的客户寻求帮助
的领域。

辑 3-6　临床案例报告

主讲：John Kappas

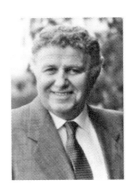

　　John Kappas 的经典催眠视频。本临床案例的主角是 Cory，20 岁男性，希望解决问题：抑郁，无价值感，缺乏信心。

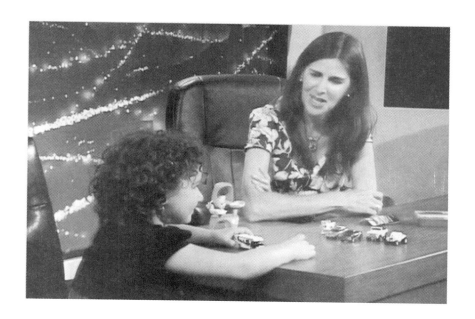

辑 4-1 孩子催眠
主讲：Ida Kendall

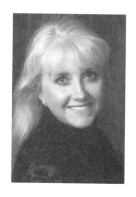

催眠孩子对于孩子和催眠治疗师来说都是有益的经验。治疗师 Ida Kendall 教你一些技术使你与孩子的催眠会话更有效和有趣。Ida Kendall 女士专门研究如何跟孩子一起工作。她会展示她的经验，教你如何在第一次会话中去获得与孩子融洽的契合关系，如何去跟他们有效沟通，不管是在催眠状态之中还是催眠状态之外。

辑 4-2　高级孩子催眠
主讲：Candace Brown

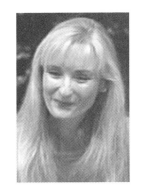

　　导师 Candace Brown 进一步阐述了催眠孩子的治疗动力学，如何利用游戏和如何构建会话。

　　这个课程包含了孩子催眠第一部分的技术，并且有所扩展。你将会学到高级的催眠孩子的技术，如何去应用这些技术在特定领域，比如，运动动力和学习动力，如何在你与孩子的催眠会话中利用讲故事的技术。

辑 4-3　医学的催眠
主讲：Lisa Machenberg

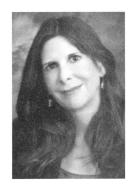

　　处理任何问题的时候，都要有可能需要医疗转诊的医学意识。在这节课中，Lisa Machenberg 讲解了处理医学问题的催眠应用，以及如何与一名医学医师联合协作，请求医疗转诊，并介绍了疼痛控制的催眠技术，如何使用催眠分娩。

辑 4-4　恐惧和恐惧症
主讲：Marc Gravelle

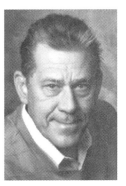

　　几乎所有的人都可能有一些恐惧或恐惧症。许多人体验到轻微症状，影响日常的幸

福，而另外一些人则遭受严重的症状，阻止他们去达到和享受他们的目标。

拥有 20 年经验的 Marc Gravelle 演示处理恐惧的技术，和处理恐惧症的技术，让你知道哪一个何时采用如何使用。

辑 4-5 防御机制
主讲：Lisa Machenberg

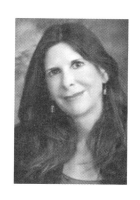

你客户可能表现出来超过 20 种的防御机制，有些是温和的，有些是严重的。

Lisa Machenberg 深入研究多年，告诉你什么时候 / 如何去揭露一种防御机制，主要机制是什么，为什么客户发展出了防御机制，防御机制和人格系统结构的健康或不健康的使用。

辑 4-6 临床案例报告
主讲：John Kappas

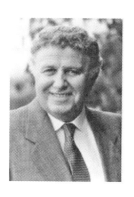

John Kappas 的经典催眠视频。这个临床案例的主角是 Resa，一个伊朗穆斯林男性，30 多岁，希望解决问题：改善人际关系，消除阻止他获得满意的人际关系的消极程序。

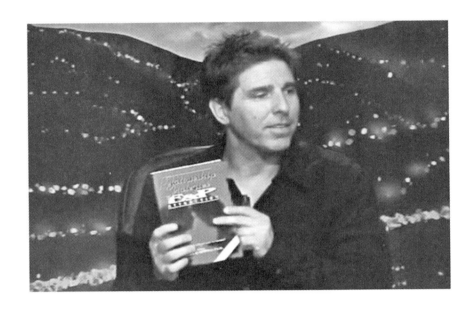

辑 5-1 情绪型和躯体型性特征（Ⅰ）

主讲：George Kappas

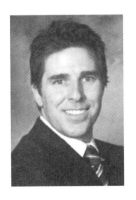

由 HMI 创始人 John Kappas 研发的情绪型和躯体型性特征的模型，对于 HMI 催眠治疗师理解和预测他们客户的行为来说，毫无疑问，是一种最有力的工具。

理解我们在关系中选择某人，如何跟他们互动，作为一种潜意识心智设定程序的结果，将永远改变你如何看待关系行为。

辑 5-2　情绪型和躯体型性特征（Ⅱ）
主讲：George Kappas

这是该系列的第二部分，George Kappas
详细描述了 E&P 模型，并解释了在客户的关
系行为中种族、不一致、防御机制，以及其
他可能的抑制因素的影响。这里边还包含了
大量关于第一集内容问题的答疑。这节课增
强了学员更大的信心，对 E&P 模型的吸收及
在治疗中应用的能力。

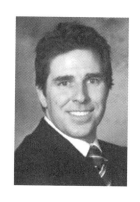

你会发现这两节课是你的视频库中最受关
注的。

辑 5-3　家族系统
主讲：Tanya Nord

一个家庭的运作就像一个精密的钟表，每
个成员都有自己扮演的角色。一个健康家庭
系统才能培育出健康的成员。但是，当家庭
系统中的任何一个成员陷入不健康的角色，
其他成员也会受到影响。当催眠治疗师在处
理一个客户个体的时候，很重要的一件事是
要理解这个人在他的家庭系统中扮演的角色。
家庭系统模型提供给催眠治疗师一个完全不
同的视角来看客户的症状。

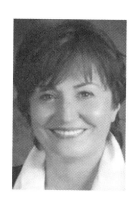

辑 5-4　法律和伦理
主讲：George Kappas

要想成功经营你的催眠治疗业务，必须要知道支配你的运作的法律。

George Kappas 收集了催眠应用的法律，教你如何获得医生和精神科医师的推荐，你也会更好地理解开展催眠治疗业务所要遵循的伦理方针。

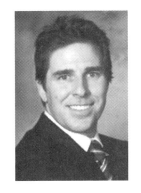

辑 5-5　性功能障碍
主讲：Lisa Machenberg

催眠是被认为用来处理性功能障碍的最有力的行为修正技术。治疗师 Lisa Machenberg 向你展示如何应用催眠处理常见性问题。比如，性表现焦虑，性高潮困难，早泄，以及其他性功能障碍的前因后果及解决方案

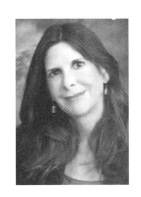

辑 5-6　临床案例报告
主讲：John Kappas

John Kappas 的经典催眠视频。这个临床案例的主角是 Lori，30 岁的女性，希望解决问题：恐慌，焦虑，职业挫败，因为焦虑的感觉而无法工作。

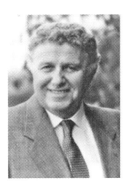

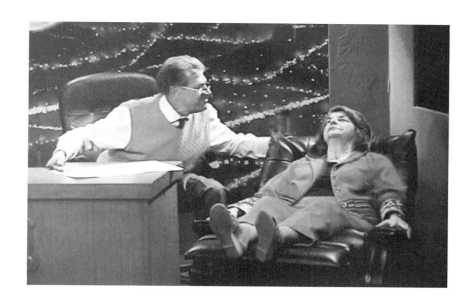

辑 6-1 低血糖

主讲：John Melton

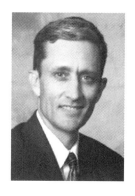

你的客户所吃的食物可以有助于展现他们的症状。治疗师 John Melton 加入 HMI 已经十多年了，是 HMI 终身成就奖获得者，会带你找出你客户的饮食如何影响他们的催眠行为，他用自己的专业教给你如何在只改变他们的饮食的情况下就会大大减少客户的主要症状，如何用你的催眠技巧去确保这些改变变成永久性。这节课是认真的学生必上之课。

辑 6-2　饮食失调
主讲：Tina Bradley

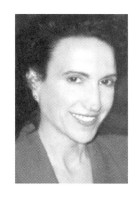

　　饮食失调有时候是致命的。如果一个人有暴食症或厌食症来寻求你的帮助，你必须确切地知道什么样的治疗能干预问题需求。治疗师 Tina Bradley 会向你展示如何应用催眠去有效处理饮食失调，如何在医生和心理学专家的协助下做催眠。

辑 6-3　药物滥用
主讲：George Kappas

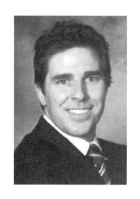

　　酒精和药物的滥用可能是当今美国社会最普遍的问题，我们很多人都接触过这样的人。HMI 现任校长 George Kappas 针对这个问题的直率和强力的演讲，展现出催眠治疗师应该在药物滥用的治疗中扮演的角色。

辑 6-4　危机干预
主讲：Lisa Machenberg

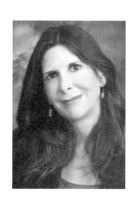

　　在你作为催眠治疗师的职业生涯里，很多时候你会发现你要处理一些正在经受某种危机的客户，可能是关系破裂，家庭成员死亡，或者自杀的可能。
　　在这节课中，治疗师 Lisa Machenberg 指导你依法进行危机干预的成功策略。Lisa Machenberg 分享了几个危机救援的催眠干预方法，还讨论了应对各种家庭暴力的适当方法。

辑 6-5　咨询和面谈
主讲：Cheryl O'Neil

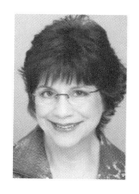

导师 Cheryl O'Neil 的这堂课对比和比较了精神分析、行为、人本，弗洛伊德，卡尔·罗杰斯及其他人的咨询风格和策略，并教会学员将这些成功整合到他们自己的催眠事业中。

辑 6-6　临床案例报告
主讲：John Kappas

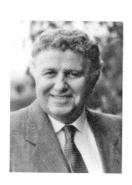

John Kappas 的经典催眠视频。这次临床案例的主角是 Holly，40 多岁的女性，希望解决问题：想要减肥，建立信心和戒烟。

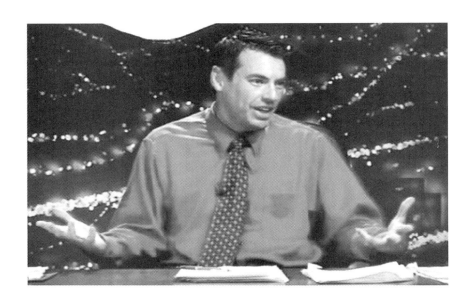

辑 7-1　高级法律与伦理
主讲：Bruce Bonnett

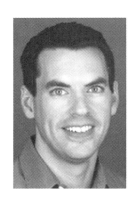

　　导师 Bruce Bonnett 是哈佛大学法律研究生、HMI 毕业生、认证催眠治疗师、催眠治疗师联盟的主席，他在上集提供的法律和伦理的基础之上，奉送上更高级的法律和伦理。这节课中包含了使用有限责任的免责声明的推荐做法，是要充分了解私人执业中的法律分和责任的必学课程。

辑 7-2 广告和推销
主讲：George Kappas

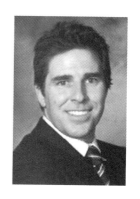

无论你拥有多么厉害的治疗技术，成功开始的关键就是营销。

HMI 的现任校长 George Kappas 提供了一个非常具体的构建你私人执业梦想的 12 步程序，在这个有趣和令人开心的演讲中，你将学习到如何去运行一个成功的营销活动，不管你的预算是大是小。

辑 7-3 首次咨询
主讲：Candace Brown

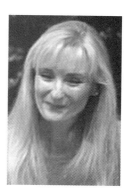

最重要的会话就是首次咨询。这次会话有能力成就或破坏你整个的治疗，它会为后续所有的会话定下基调。

导师 Candace Brown 向你展示如何来奠定一个保证后续治疗成功的基调。这是一个许多年前的经典的课程，受到学员们高度的评价，里面有很多建立契合关系的示范非常宝贵。

辑 7-4 习惯控制
主讲：Marc Gravelle

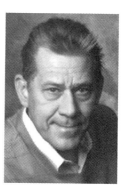

一般人认为催眠可以用在两个领域：戒烟和减肥。许多催眠治疗师只做这两块业务就

过上了舒适的生活。

　　导师 Marc Gravelle 教你如何成功地用在这两块领域还有其他习惯，比如咬指甲。你将会学到体重增加的医学原因和心理学原因之间的差异，如何区分咬指甲是习惯或焦虑，帮助人成功戒烟的三种不同方法。

辑 7-5　一般的自我完善
主讲：Marc Gravelle

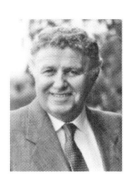

　　许多人都有过设定了目标但最后放弃挫败的经验。

　　如果设定个提升自我的目标，就能做到，非常简单，那么每个人都会享受到生活的方方面面的成功。

　　导师 Marc Gravelle 阐述了如何帮助你的客户去设置和达到他们的目标，移除潜意识里的有可能组织他们去享受更大成功的障碍。

辑 7-6　临床案例报告
主讲：John Kappas

　　约翰·卡帕斯的经典催眠视频。这个临床案例的主角是 Vicki，她想戒烟和减少压力。

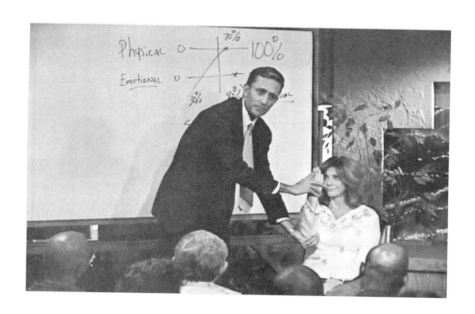

辑 8-1 心灵银行讲座
主讲：George Kappas

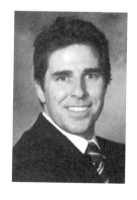

　　George Kappas 向你展示如何运用心灵银行去重编你的潜意识脚本去吸引更多的成功、幸福和丰盛进入你的生活和你客户的生活。

　　这节课会让你能够教你的客户使用心灵银行，由此，他们可以加固他们的治疗，吸引更多的成功、幸福、丰盛进入他们的生活。

辑 8-2　心灵银行回顾
主讲：John Kappas

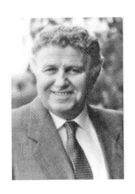

　　这个视频提供给你一个机会去聆听心灵银行创始人 John Kappas 和特别来宾 Florence Henderson 关于这个部分的常见问题的答疑，你也可以听到 John Kappas 为了最大结果设置心灵银行的见解和策略，学到一些他应用心灵银行去获得巨大成功的秘诀。

辑 8-3　催眠麻醉
主讲：Lisa Machenberg

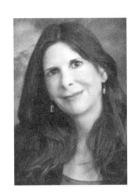

　　在许多情况下因为这样或那样的原因，传统的化学麻醉剂不能用。在这种情况下，催眠麻醉可能是最好的答案。好处有：降低患者手术前的焦虑，减少术后并发症，减少出血，恢复时间快。认证催眠治疗师 Lisa Machenberg 将会分享她的关于催眠麻醉的知识和经验。

辑 8-4　意象（Ⅰ）
主讲：Cheryl O'Neil

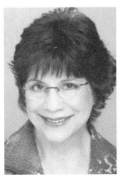

　　欢迎来到治疗性意象的精彩世界，Cheryl O'Neil 是一个治疗性意象导师，做催眠治疗的实践已经有十多年的经验。

这是一个让你开始发现与催眠相关的意象的介绍性课程。你将学习和理解视觉化和意象的区别和关联，探索意象的用法，学习如何在催眠治疗实践中创建意象结构。这是意象系列课程中的第一部分。

辑 8-5　意象（Ⅱ）
主讲：Cheryl O'Neil

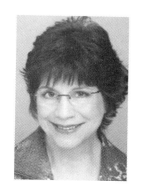

这是意象系列课程的第二部分，让你了解更多。我们探讨心智／身体的链接和意象在健康中的使用，还探讨了意象和潜意识的象征符号，演示了如何利用意象过程提供重要的信息去发现、洞察，也是构建暗示的丰富材料。

辑 8-6　临床案例介绍
主讲：John Kappas

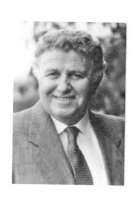

John Kappas 的经典催眠视频。这个临床案例的主角是 Ruth，42 岁女性，被诊断出结肠癌，正在进行治疗。她现在想要建立自己的事业，健康饮食，减少压力，变得更加有条理。

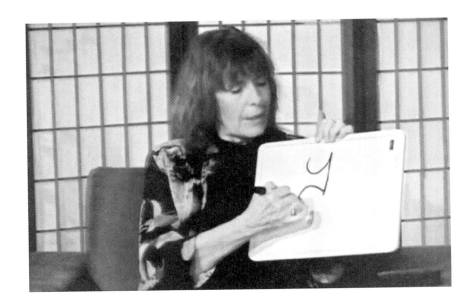

辑 9-1~9-6   笔迹分析

主讲：Elaine Perliss

第 9 辑包含 6 集视频，都在讲笔迹分析，高级导师 Elaine Perliss 会向你介绍笔迹分析的精彩世界，并探讨如何理解和分析客户书写的特征，提供给催眠治疗师一个非常有价值的工具。

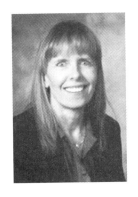

笔迹分析用在催眠治疗上也是约翰·卡帕斯的一个创举。学完这六集课程，你可以精准地分析出客户的笔迹样本。

HMI 面授培训实习计划

HMI 一年期的专业催眠治疗师面授培训共分六个台阶，这六个步骤提供给学员一个循序渐进的经验，让学生逐渐和舒适地掌握临床催眠的技能。

一年分为两个学期，每学期 6 个月。第一学期包含 101 催眠课程、201 临床催眠课程、301 催眠治疗课程、笔迹分析课程和 401 临床应用课程，第二学期包含 501 催眠治疗临床实习课程。

101 催眠课程

这个课程是专业催眠师训练的第一步，也是最重要的一步，内容基本上跟远程教育视频课程第一辑内容一致。教你"如何"去催眠的最基本的实践技能。

课程中的一个核心焦点是约翰·卡帕斯创立的"情绪型和躯体型暗示感受性和性特征"，提供给你一个工具，去组织与客户的暗示感受性相匹配的语言模式。在"情绪型／躯体型"这个概念下，每个人都可以被催眠，所以这成了真正打破了过去 100 年催眠治疗史上很多限制的一个独特概念。

课程中另一个重要概念是"信息单位理论"，让学员们准确理解催眠到底是什么，如何创建催眠，以及和自我催眠的区别。

201 临床催眠课程

这个课程中会介绍催眠治疗所有的不同的风格和模式，例如，催眠模式，NLP，艾瑞克森，卡帕斯式催眠，催眠的医学模式，梦境治疗，催眠回溯，催眠移除恐惧和恐惧症，治疗性意象，催眠诊断工具，法律和伦理等。

301 催眠治疗课程

这个课程中会教你催眠疗法的所有的临床应用，例如，减压，习惯控制，行为矫正，等等。讲师团每位老师都会讲一个自己擅长的领域的课程。

另外，该课程中还加开有临床案例课，会有真正的个案，在课程现场做治疗。这是 HMI 实习计划的一个特色，因为 HMI 不仅仅是一所学校，也是美国最大的催眠治疗诊所，每周都会帮助数百名客户解决他们的问题。但不是所有的人都能购买得起催眠诊疗服务，所以 HMI 就会提供这个项目，低价或者免费接一些个案，供 HMI 的实习催眠师来做实践。这样真实的客户、真正的问题、真刀真枪的实践，会给实习催眠师积累宝贵的经验。

笔迹分析课程

笔迹分析课程跟 301 催眠治疗课程同时进行，从来访者的笔迹样本中探索重要的有关他们人格和暗示感受性的信息。

401 临床应用课程

401 课程是跟 201 和 301 同时进行，是观看催眠治疗现场录像。这提供给学员一个机会看到他们在教室里正在学习的催眠技术的真实的临床应用，搭建一个理论到实践的桥梁，为 501 临床实习做准备。

501 催眠治疗临床实习课程

第二学期整个学期都是催眠治疗的临床实习，提升临床技能和确保私人诊所执业成功的商业知识。

HMI 临床实习计划是被业界公认的一个让学生开始自己的充

满挑战的催眠治疗师生涯的最好的课程。

　　大多数 HMI 实习计划课程安排是从晚七点到十点。白天你可以自由安排。HMI 位于洛杉矶，这可以给你一个机会，轻松参观世界顶级旅游胜地，包括迪斯尼乐园，环球影城，好莱坞，马里布，威尼斯海滩，六旗魔术山等，晚上来学习，白天变成一个难忘的南加州假期。

　　如果需要了解更多的信息，请登录：www.hypnosis.edu。

附录二
美国催眠动机学院（HMI）出版的著作

随着《HMI专业催眠师教程》的热卖，美国催眠动机学院（HMI）和约翰·卡帕斯博士的认知度也越来越高，催眠行业的同行更加全面地了解到，在目前世界上最先进的现代催眠治疗理论研究的前沿战线上，除了艾瑞克森之外，还有一位比艾瑞克森年纪小了20多岁，却与他争论了半辈子的著名催眠大师约翰·卡帕斯博士。

约翰·卡帕斯博士是一个非常成功的催眠治疗师，同时也是作家、白手起家的百万富翁。他依据自己35年来帮助他人成功挖掘潜能及提升他们潜意识的强大力量的经验，创造了很多革命性的创新概念和理论。

他不像某些催眠治疗师或心理治疗师那样，在世时并不出名或生活清贫，去世后理论被放大传播成为神话。他更像是一个用催眠改变人生的实践者和受益者，他将自己创造的潜意识重新编程的理论和技术应用于自己身上，获得了巨额的收入，取得了的成功。他娶了一位好莱坞影视女星做妻子，服务的客户也都是各界名流：顶级明星、著名运动员、商业巨头、政治领袖，甚至还有一位登月宇航员。

约翰·卡帕斯博士正式出版的书有6本。

《HMI 专业催眠师教程》

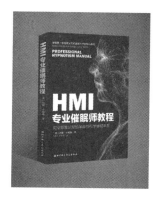

约翰·卡帕斯博士的《HMI 专业催眠师教程》不仅仅是一本关于催眠的书，事实上，它是研究在潜意识行为保护伞下人类行为的综合系统。

在这本书中，约翰·卡帕斯博士提出了"信息单位及超载"催眠理论、"情绪型和躯体型暗示感受性／性特征"的革命性模式，完全颠覆了先前的催眠的概念和工作机制，掀开了科学催眠的新篇章。

"情绪型和躯体型"模式提供给催眠师一个路线图，按照此路线图，催眠师可以根据客户的沟通风格和人格类型来量身定制出适合对方的催眠暗示。

所以，书中所含的新概念和无数宝石般的实践智慧使这本书获得了"现代催眠经典书籍"的荣誉。

《催眠赋能：让你在运动场上超常发挥》

现在你可以提高你的运动技能，无论你是初学者、熟练的业余爱好者，还是职业运动员，因为这里有一本书可以帮助你成为最好的运动员，通过自我催眠！

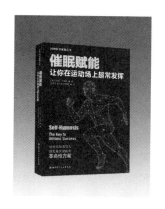

《催眠赋能：让你在运动场上超常发挥》将教会你自我催眠的技术，这些技术能帮助你培养出职业运动员达到其巅峰表现时的信心和动力。

作者约翰·卡帕斯博士作为执业催眠治疗师，已经帮助过成千上万的顶级运动员。研究发现：提高运动技能仅靠意志力是不够的，你必须学会激发那些决定你的动力和表现的内在资源。在本书中，你将学会这样一个清晰且易于遵循的程序，适用于所有的运动！

如果你是一个职业运动员，希望充分挖掘你的潜能；或者是一个周末打高尔夫球的人；或者你只是对自我催眠感兴趣，这本书将让你接触你从未意识到的力量和卓越的源泉。

《越催眠越"性"福：自我催眠改善性生活》

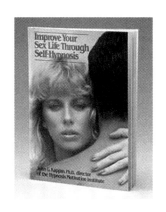

《越催眠越"性"福：自我催眠改善性生活》用清晰简洁的语言阐明了作者已经在数千个私人治疗案例中使用过的自我催眠技术。

在本书中，约翰·卡帕斯博士告诉你如何集中你的思想，忘记一切，享受当下的欢乐。

他呈现给你新的视角：过去的经历会造成怎样的问题，如何结束（或避免）诸如早泄、阳痿、缺乏润滑等常见的性问题，通过自我催眠收紧阴道肌肉。

在书中，你可以通过完成特殊的问卷来测量你的性特征和暗示感受性，通过自我催眠提供了一个实用的、能够改善你性生活的、让你体验完全欢乐的有效途径。

作为美国催眠动机学院（HMI）在中国唯一的授权方，我们目前已经翻译出版了《HMI专业催眠师教程》和《催眠赋能：让你在运动场上超常发挥》2本书，其余4本正在出版进程中，敬请期待！

《两性关系策略：情绪型 & 躯体型性特征吸引力》

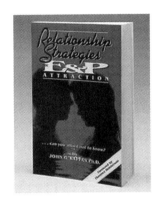

成功的两性关系是我们生活中最重要、最困难的部分。

为什么有些人在两性关系中比别人更挣扎，为什么有些人比别人更成功？或许行为科学可以回答这些问题。

30多年来，在约翰·卡帕斯博士的领导下，美国催眠动机学院（HMI）一直在研究：我们的两性关系模式中有多少是由我们的潜意识支配着？我们在关系中的行为有多少是在童年时期被编程的？潜意识在我们选择关系的过程中扮演什么角色？为什么？

约翰·卡帕斯博士的《两性关系策略：情绪型 & 躯体型性特征吸引力》简单明了地诠释了潜意识如何支配我们选择伴侣，以及为什么我们会一次又一次地重复相同的模式。学习识别我们自己和伴侣身上的这些潜意识特质，开始启动理解、预测和塑造行为这3个步骤，使潜意识的强大力量开始为我们工作，而不是阻挠我们建立成功的关系。

《心灵银行：每天 5 分钟，改变更轻松》

由约翰·卡帕斯博士和 HMI 团队共同
研发的心灵银行系统是他们在潜意识和行
为重新编程领域研究 50 余年的结晶。

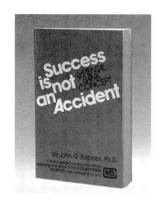

《心灵银行：每天 5 分钟，改变更轻
松》解释了易于遵循的心灵银行系统的 5
个协同元素，以及怎样通过每天睡前约 5
分钟的时间让心灵银行起效。

心灵银行系统将会向你展示：你的潜
意识是一个目标机器，可以驱动个体实现
任何编程。

心灵银行系统让你成为潜意识编程者的一员，让你轻轻松松地
变得成功、幸福和富足。

《心灵银行账本》

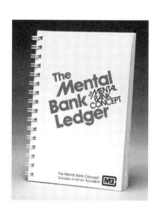

《心灵银行账本》是实践《心灵银行：
每天 5 分钟，改变更轻松》一书中所讲理
论的自我完善程序的工作手册。

《心灵银行账本》也伴随着心灵银行
课程以及心灵银行系统的现场演示。

《心灵银行账本》是使用心灵银行系
统的必要条件，而且很容易使用。

对于那些利用强大的心灵银行系统的
人，《心灵银行账本》是他们夜间的伴侣、
成功的拍档。

后记

把世界先进的催眠技术带进中国

此时此刻，当您看完本书，不知道您会对本书做出什么样的评价？

在保证英文学术文献信息不失真的情况下，准确无误地翻译成中文，着实是一个艰巨的挑战，尤其是对于我们这个团队来说。

虽然我已出版过一本译著，虽然我连续六年出现在汤姆老师身旁，虽然我经常在很多公开场合被称为"大师"（这正是大众对催眠行业的误解，把催眠理解的很神秘、很玄化，所以大家一提起催眠就自动和"大师"二字联系起来），但我自己还保持着清醒的认识：我只是一名医学专业本科生，我大学里英语四级都没过，我是一个普通的催眠师，我天赋平平、资历平平，唯一能让我一路向前的支撑就是对催眠的热爱。

物以类聚，人以群分，我的这种态度也吸引了很多志同道合的"小催们"。我们有一个大梦想，就是希望通过大家一起努力，让催眠回归到科学层面，赢得社会的公认，让催眠不再神秘，不再让人拒之门外敬而远之，让更多的人了解催眠的好处，像我们一样受益于催眠……

为了实现"小催们"的催眠梦想，我们在对当前催眠行业现状进行深入考量之后，反观自己，立足当下，尽可能引进翻译国外的先进资料，做一个科学催眠传播者。

作为一个催眠爱好者，我深切地体会到，英语水平有限的催眠同行在通过译著来学习国外大师的智慧时的无奈和无助——所有的信息都必须要经过翻译人员过滤。如果翻译不精准，把国外先进的内容曲解或错翻之后，将会对催眠行业的发展带来不利的影响。

于是，一种责任感就自动地加到了自己的肩上。这种责任感将我的身体定在了电脑桌前，从 2012 年 8 月开始，翻译工作就成了我生活的一部分。

《HMI 专业催眠师教程》是我人生中出版的第二本译著，它第一次被翻译是在 2012 年 10 月。刚开始，我就发现这本书难度很大。于是，吃力地翻译完第一章之后，就不得不搁浅了。

后来我到处找人帮忙，陆续请到胡晓宇、秦大忠、秦宇威、余靖、金芷懿几位老师参与翻译，但最终都因为他们本职工作太忙，本书翻译量太大而不得不中断。

2013 年底，在第二届全国催眠师大会上，我结识了复旦大学心理系主任孙时进教授。因为当时行程比较紧张，我们并没有深入沟通。之后我们一直通过网络联系，并在探讨着合作的可能性。

2014 年 4 月，我托在上海精神卫生中心进修的胡晓宇去复旦大学拜访孙教授，并给孙教授带过去《HMI 专业催眠师教程》一书的英文版。据胡晓宇说，他们第一次见面时，聊了很多，胡晓宇向孙教授汇报了引进科学催眠及在国内举办三次科学催眠课程的始末和细节，孙教授也给了我们很多的建议和嘱托。

为了让科学催眠能走进高等学府，探索更多的可能性，我们团队商量后决定去复旦拜访孙教授。于是，在四月底，我、胡晓宇、秦大忠、张杨佳四人第一次走进复旦的会议室，跟孙教授及他带的硕士、博士们，一起探讨科学催眠的现状及未来的发展。

在会谈中，我们表达了我们想要引进国外顶尖的、前沿的核心技术资料的决心，以及所遇到的困难，并达成了要合作翻译《HMI 专业催眠师教程》的意向。

承蒙孙教授的垂青，很快他组织了由吕倩文、徐斐、苏虹、何玲、井荣美子、赵萱六位硕士/博士组成的翻译小组，开始了《HMI 专业催眠师教程》的翻译工作。

三个月后，我拿到复旦翻译团队翻译的第一稿，因为好几个人参与，所以，不同人翻译同一个单词，用的措辞难免也会有所不同。这样前后不一致，让人读起来就有点不太理解。尤其是本书中充满了约翰·卡帕斯的全新的理论和思想，如果翻译不精准的话，恐怕读者理解起来会比较困难，无法完全掌握其中精髓。

于是在初稿完成后，我们并没有止步。为了追求更加精准的翻译，我们请到了曾系统学习过 HMI 课程的王霞老师来翻译第二稿。

王霞老师将本书从头到尾一字一句重新翻译了一遍，这个工作花掉她前后九个月的时间，她一边要完成自己的教学工作，一边做着催眠治疗师接着个案，家里还有马上要参加高考的孩子，还得完成此书的翻译，那大半年，王霞老师的辛苦不言而喻。

我拿到王霞老师的工作成果后，开始自己的第三稿校对工作。我以王霞老师的第二稿为基础，对照英文原文，再参考之前的三个中文译本，只为找出最精准的翻译。与其说是校对，不如说是自己重新翻译一遍。因此，我这次校对、翻译工作也进行得很慢，直到 2016 年 6 月才完成第三稿。

虽然我完成的是总数上的第三稿，但对我来说才是完整的一遍。这个事实对于有点"完美强迫症"的我来说，肯定不满足。于是，我从头到尾又翻阅了一遍，遇到不确定的地方再对照原文及几个中文译本，跟所有参与翻译的译者探讨，来确定最精准的翻译。确定之后，还要一遍又一遍地推敲，只为语句译得更通顺一些。直到 2016 年 10 月才完成最后定稿。

在此过程中，除了前文列出名字的各位老师之外，陶琦、曾嵘、杨梅、赵稳和刘创标五位老师也给予了我很多帮助。

现在，这本书终于出版了，应该说，本书是我们团队投入精力最大的一本书。

四年多的时间……

1500 多个日日夜夜……

20000 多个小时……

14 位老师的辛勤劳动……

正是因为每个人都怀揣着对催眠的尊重和对翻译工作的严谨态度，才能翻译出这么一部高品质的教材。

约翰·卡帕斯一生出版过 6 本英文著作，这是他的第 1 本。而他另外的五本书稿，后期也会一一呈现在大家面前。

接下来，就要看您的了。

因为，这本书不只是用来读的，而是拿来实践的！所有的内容只有在付诸实践的那一刻起才会产生它真正的价值。帮助您成为一名真正专业的科学催眠师，才是约翰·卡帕斯写此书的初衷。

在您看完这一本书以后，我建议您要针对每一个章节都规划至少三个可以立刻实施的练习和行动方案。只有这样，本书才能成为最佳的行动手册，真正有效地协助您提升催眠技术！

正如大家知道的，提升催眠技能要经历四个阶段：无意识无能力（不知道也做不到）、有意识无能力（知道但是做不到）、有意识有能力（勉强做到）、无意识有能力（内化成习惯，游刃有余）。而如果您要穿越这四个阶段去掌握一门技能，需要经历五个步骤：

第一步是讲解（建设足够的理论认知基础）；

第二步是示范（创造一个标准的样板）；

第三步是练习（按照标准样板尝试去做）；

第四步是修正（重复操练靠近标准样板）；

第五步是考核（与标准样板达成一致的确认）。

阅读完此书，您就读到了很多的讲解，完成了第一步；您还需要登录 HMI 的官方网站，观看更多视频中的示范，来完成第二步；完成了前两步，您就能从"无意识无能力"阶段跨越到"有意识无能力"阶段。而真的想拥有能力，就需要投入更多的练习。因为没有哪个人一次就能做到完美。任何完美的艺术，在最开始都是简单技术的不断重复操练而得来的。

与此同时，还要不断做修正。因为如果只有练习没有修正，您可能会在"自认为正确实则错误"的路上越走越远。

而您的考核标准就是："让所有技术融入习惯，让任意引导脱口而出，让专业风范充满魅力。"

您只有通过专业练习和切身实践，将自己"知道的"，越来越多地变成"能做到的"，达到"无意识有能力"，才可能真正的在催眠临床中得心应手地应用。

分享给您一句话，"用出来的知识才有力量，习惯上的改变才是成长！"

如果您在书中有不理解的地方想要讨论，或者想要了解更多内容，可以关注"科学催眠传播推广中心"公众号，内有免费赠送的本书读书会视频和直播课。您还可以加我的微信：KXCMBZR，我将邀请您加入"科学催眠读者交流群"，分享更多有价值的资讯。科学催眠道路上，您并不孤单……

孔德方